AYUNO INTERMITENTE PARA PRINCIPIANTES

LA GUÍA ESENCIAL PARA PERDER PESO, QUEMAR GRASA Y MEJORAR TU SALUD

SOFÍA OCHOA

ÍNDICE

Introducción   v

1. Ayuno Intermitente 101   1
2. Beneficios Del Ayuno Intermitente   13
3. Tipos De Ayuno Intermitente   30
4. Mitos Sobre El Ayuno Intermitente   42
5. El Ayuno Herramienta Útil Para La Salud Y Perder Peso   52
6. Preguntas Frecuentes Sobre El Ayuno Intermitente   79
7. Protocolos Del Ayuno Intermitente   89
8. Dieta Cetogénica   96

Conclusión   113

INTRODUCCIÓN

- Los años no llegan solos-, esto suelen asegurar muchas personas hoy en día, solo como excusa para justificar los padecimientos que se han convertido en normales en los adultos y adultos mayores en nuestra moderna sociedad, y aunque es una aseveración que se ha querido adueñar de la mente del colectivo en realidad no se ha podido, sé que quieres estar más saludable, eso implica que quieres mantener un estado físico óptimo.

- Uno de los grandes problemas que está acabando con la salud es el tema del sobrepeso y la obesidad, no solo por las implicaciones de salud física, sino también por los problemas de salud emocional, y los problemas estéticos que tarde o temprano se convierten en la pesadilla de muchos.

¿Has intentado perder peso?

Estoy convencida que sí, cada inicio de año, cada vacaciones cuando corresponde ir a la playa o a la fiesta de la piscina en la que debes usar un traje de baño, comienza esa lucha interna y decides que es momento de perder peso, pero tan pronto evades aquella invitación o solucionas de algún modo, puede ser que ya no sea tan prioritario. O peor aún, ¿Cuántas dietas has intentado y se ha hecho realmente un cuesta arriba por las distintas características de dicha dieta?

Es una realidad que hoy por hoy es tanta la información y las dietas de moda que se nos presentan, que es un verdadero problema y hasta un peligro, tratar de descubrir cuál es la vía correcta a la hora de tomar la decisión de hacer una dieta, y que podamos asegurarnos que esta no comprometerá seriamente la salud.

Entonces quiero darte la bienvenida a "ayuno intermitente para principiante" la guía esencial para perder peso, quemar grasa y mejorar tu salud. Justo de eso quiero hablarte en este libro, en las siguientes líneas he preparado todo un camino para que puedas encontrar la solución y despejar esas dudas que pueden surgir en la intención de convertirte en una persona completamente saludable.

Voy a darte todas las herramientas que necesitas para mejorar en esa dirección, y encontrar la forma correcta de perder peso y en consecuencia mejorar, como bien he dicho, el bienestar físico, emocional, y la seguridad en ti mismo.

¿Es el ayuno intermitente el nuevo grito de la moda?

Esta es la mejor parte, no se trata de una versión de las que tanto presentan los "gurús" modernos de la salud, que bajo un trabajo de mera publicidad solo se proponen vender un producto que plantea según ellos, la mejor calidad de entre tantos productos.

Ayunar es una práctica ancestral, para nada se trata de algo moderno, lo único "moderno" que puede haber en todo el régimen que te enseñaré en este libro, es la confirmación científica de aquellos enormes beneficios que de manera empírica nuestros antepasados ya venían poniendo en práctica.

Pero no vengo a presentarte solo una teoría, sino lo que

yo misma he podido palpar en tantos años de trabajo, y las cientos de personas a las que les he brindado la posibilidad de conocer este modelo de transformación alimenticia, además de lo que yo misma he podido ver de primera mano, sobre los cambios realmente significativos en la vida de muchas personas.

El tema de la alimentación fue un tema que me apasionó desde mi infancia, y gracias a la orientación de mis padres aprendí que mi pasión debía formar parte de mi estilo de vida, por eso inicialmente comencé mi carrera en el mundo de la cocina, desempeñando maneras clásicas de alimentar a las personas, y realmente ha sido una de las mejores y vivificantes experiencias de mi vida.

Sin embargo, sabía que había aún mucho por recorrer, no se trataba solo de dar de comer a las personas, en realidad mi meta siempre fue transformar la vida de tantos como mi fuerza me lo permitiera a través de la alimentación, por ello inicié mi aventura más lejos de donde ya había llegado.

Así fue que me encontré con la oportunidad de convertirme en un experto en salud holística, algo que venía estudiando desde hace mucho tiempo, la intención era y sigue siendo tumbar muchos mitos respecto a la alimentación saludable. Mitos como la idea que "comer sano no es sabroso", al contrario, podemos convertir tu alimentación saludable en un modelo alimenticio más atractivo, ya que una de las cosas que le he demostrado a muchas personas es que el problema mayor no se encuentra en lo que comes sino en cómo y cuándo lo comes.

En este punto es posible que te estés preguntando ¿qué es o para qué sirve el ayuno intermitente? Bien, en ese sentido quiero reafirmar la idea que ya acabo de expresar, el ayuno intermitente no se trata del nuevo grito de la moda, se trata de un modelo o régimen alimenticio con el que encontrarás la manera definitiva de cambiar tu vida en relación a tu salud.

Por ejemplo, una vez que hayas alcanzado la meta de implementar este régimen durante 30 días en tu vida, encontrarás que eso que ahora mismo puede ser un sueño, y que en algún punto pudo convertirse en utopía como es el deseo de perder peso o mejorar tu salud, será una completa y palpable realidad.

El ayuno intermitente te ayudará a perder peso de forma práctica pero segura, te permitirá sentir un mayor vigor y energía en muchos casos sin discriminación de edad, mirarte al espejo se va a convertir en un estado de satisfacción, caminar en el parque o andar en bicicleta los domingos será una oportunidad que podrás vivir nuevamente, quizás jugar a la pelota con los nietos o hijos, pero cosas tan básicas también como poder concentrarte en tus asuntos laborales será totalmente posible.

Son muchas las personas que durante los últimos años han escuchado y se han sentido inicialmente curiosos con el tema del ayuno intermitente, y un número muy alto de los interesados han acudido a mí, y hoy por hoy disfrutan de una vida completamente saludable, han visto sus sueños hechos realidad, muchos de ellos se han vuelto multiplicadores de los principios que les he dado.

Casos de personas que aun la medicina tradicional no había llegado más lejos que aliviar de manera muy limitada sus sufrimientos, son los mejores portadores de los beneficios que han recibido tras la implementación de regímenes como el ayuno intermitente y otros verdaderamente significativos que les he enseñado, por ejemplo la dieta cetogénica, tema al que he dedicado todo un capítulo de este libro, y que de igual manera que el ayuno intermitente, pero también en combinación de ambos ha cambiado de manera definitiva la vida de muchos.

¿Qué tanto sabes de este tema y qué tanto necesitas saber?

No importa cuán documentado estás en el tema del ayuno intermitente, aun si es esta la primera vez que has escuchado sobre este tema, estás en las manos correctas, aquí encontrarás absolutamente todo cuanto necesitas para sacar el mayor provecho a este régimen de alimentación. Puedes tener la seguridad que si me permites que te lleve de la mano por todo un paso a paso sobre el ayuno intermitente encontrarás: Mejoras respecto a patologías que hayas estado padeciendo, pero más aún, evitar algunas enfermedades que puedes estar propenso a padecer por tu modelo y forma de alimentación.

Por otro lado encontrarás la realización de un sueño largo y doloroso en el que se ha convertido la meta de perder peso, la garantía de todo es que verás resultado de manera rápida sin comprometer tu salud en lo absoluto, y entre todos los beneficios que sin duda encontrarás, el que es más importante desde mi óptica y es el resultado de los dos anteriores, es la paz mental y espiritual que vas a encontrar tras haber logrado tus metas, y tus sueños hecho realidad.

Una realidad innegable de todo este asunto es que esperar no es la solución, existen un sinfín de razones por las que debes tomar acción ya, lo primero es tu salud, luego tus sueños, pero tan importante como estos dos también es tu determinación de lograr todo aquello que te propones.

Por lo tanto, quiero aconsejarte algo que debes poner en práctica ahora mismo y que sin duda te va a ayudar. Proyéctate, mira al futuro y no un futuro lejano, el futuro que está ahí frente a ti, mírate en las próximas vacaciones, o en el matrimonio de tu amiga, luciendo el vestido o el traje que tanto deseabas, mírate a ti mismo haciendo aquello que has querido y que tu salud no te ha permitido, volar en parapente, jugar un partido de fútbol con los viejos amigos de la preparatoria, etc.

No hay razones para no hacerlo, si algo o alguien te ha dicho que es complejo hacer el ayuno intermitente, o que hay cosas difíciles de entender, aquí te despejaré todas tus duda sobre cada modelo de ayuno, cada indicación que necesitas, cada orientación y cualquier duda que pueda surgir estará con total seguridad resuelto en cada página de este volumen que está frente a ti.

¿Estás listo para cambiar tu vida para siempre?

Vamos a iniciar el principio del fin de tus problemas de salud y obesidad, paso a paso lograremos el anhelado sueño y al final de este volumen estarás completamente listo para ser la mejor versión que has soñado de ti.

UNO

AYUNO INTERMITENTE 101

Bienvenido a este primer capítulo, lo primero que quiero que hagamos es darnos un breve paseo por la historia del ayuno intermitente, vamos a ver de dónde viene y cómo es que este plan de alimentación puede crear un efecto real en la vida de un individuo, pero qué es lo que dice la ciencia sobre este tema. Dar mi punto de vista de manera aislada no tendría por qué ser concluyente para nadie, por eso vamos a ver los respaldos sobre el tema desde la perspectiva científica ya que no se trata de asuntos de opiniones sino de verdades.

La verdad es que esta práctica es algo que durante toda o casi toda la historia de la humanidad se ha llevado a cabo, las razones son varias, pero los resultados son exactamente los mismos viéndolo desde una perspectiva biológica.

Tal es el caso de culturas como muchas de las orientales en las que se pueden encontrar registros históricos de dicha práctica. Una de las más famosas sin duda alguna es la del Ramadán musulmán, que desde la historia de la religión y hasta nuestros días, en cualquier parte del mundo donde se encuentre un musulmán habrá un practicante de dicha tradición.

Pero más allá de las posibles implicaciones espirituales que esperen los musulmanes, la ciencia moderna ha querido determinar cuáles son los resultados que biológicamente obtienen los practicantes de esta costumbre o celebración anual.

Uno de los más importante investigadores sobre este asunto en la actualidad es Valter Longo, biogerontólogo que junto a su equipo de investigadores de la universidad del sur de California en los Estados Unidos, ha puesto bajo profunda observación y estudio, los efectos de la práctica que el ayuno del Ramadán tiene sobre personas tanto saludables como enfermas, las conclusiones han sido radicalmente inclinadas a un enorme cúmulo de beneficios que estos tienen sobre la salud, sin embargo más adelante profundizaremos en este asunto.

¿Qué es el ayuno intermitente y para qué sirve?

El ayuno intermitente es un método o sistema de alimentación, es un régimen con una clara metodología que organiza de forma sistemática tus horarios de comida, ya que puedas sacar mayor provecho de algunas situaciones biológicas en las que entra tu cuerpo cuando lo pones en práctica.

Es que dando un ordenamiento a tus horarios de comida puedes condicionar tu cuerpo y organismo a funcionar de manera adecuada para mejorar su funcionalidad, de forma que te beneficie en muchos sentidos.

Dicho de una manera más sencilla, el ayuno intermitente consiste en determinar horarios específicos en los que puedes comer, frente a horarios en los que vas a abstenerte de la ingesta de cualquier alimento, o en algunos casos muy puntuales de algunos tipos de alimentos, aunque no todos.

Existen dos maneras puntuales de ver este asunto, algunos se enfocan en los alimentos del día, es decir, te vas a abstener del desayuno, otros hablan de dos comidas al día. La otra manera y sin duda la más fácil es ver tus días en relación a horarios, considerando las horas en las que puedes comer y las horas en las que no, por ejemplo, el día tiene 24 horas, bien, dentro de esas 24 puedes comer en el margen de tantas horas (por ejemplo 8 horas continuas) mientras que el resto de las horas, es decir 16, no vas a ingerir alimentos.

¿Qué beneficio puede tener soportar el hambre tantas horas?

Lo primero y más importante que quiero mencionarte es que no se trata de "aguantar hambre", por supuesto que vas a pasar por un proceso de adaptación, pero esto no es solo en el ayuno sino en cualquier nueva disciplina que pongas en práctica, pero más adelante no será para nada un problema, ya que el mismo proceso biológico de nuestro organismo se encarga de regular este asunto.

Por su parte, tal como en los capítulos siguientes te iré explicando paso a paso, el ayuno intermitente genera ciertas reacciones desde la óptica celular de nuestro organismo como la autofagia, que se traduce en grandes beneficios para la salud.

En el capítulo dos vamos a ver de manera detallada los beneficios del ayuno intermitente, sin embargo, quiero enumerarte brevemente una serie de beneficios que vas a obtener con toda seguridad desde el mismo momento en el que decidas poner en marcha este régimen de alimentación.

Beneficio # 1: Superar la obesidad

Tal como te lo mostraré en futuros capítulos de forma

explícita, el ayuno intermitente es una de las herramientas con las que podrás cumplir el sueño de una vez por todas de vencer la batalla contra la obesidad, y así disfrutar de los beneficios de salud que se obtienen tras un logro en esta dirección.

Beneficio # 2: Mejoras en tu salud

Primero, si lo vemos desde la óptica del punto anterior, sabemos que la obesidad más que un problema estético es un verdadero problema de salud, por lo que superar la obesidad es sinónimo de ser más saludables. Pero además también en otros tipos de enfermedades como el cáncer, el ayuno intermitente tiene incidencias verdaderamente sorprendentes y positivas en las personas.

Beneficio # 3: Mayores niveles de felicidad

Está más que claro que un cuerpo saludable, y una visión agradable de nuestro aspecto físico es motivo suficiente para sentir alegría, paz interior y en definitiva felicidad,

¿Cómo funciona el ayuno intermitente?

Para lograr entender la ciencia que se esconde detrás del ayuno intermitente lo primero que debemos hacer es entender cuál es la manera en la que funciona nuestro cuerpo en relación a nuestro los procesos metabólicos y alimenticios.

Siguiendo los patrones "normales de alimentación" todo funciona de la siguiente manera: Al comer, sobre todo en la ingesta de hidratos de carbono, que por cierto es el macronutriente que da mayor aporte energético al organismo, se convierte en glucosa, sin embargo, cuando comemos le damos al organismo más cantidad de glucosa del que va a utilizar en ese momento, por este motivo lo que va a suceder es que el resto de esta energía el cuerpo la almacenará para hacer uso de ella posteriormente.

La encargada de almacenar esos exceso de energía es la insulina, la forma que ésta utiliza para hacerlo te lo explicaré de manera muy práctica.

Una de las maneras en que la insulina aporta para transformar la energía, en este caso los azúcares producto de la transformación del carbohidrato, es en largas cadenas conocidas como glucógeno, hasta aquí todo marcha muy bien, el único inconveniente en todo este asunto es que para la glucosa existe poca capacidad de almacenamiento en el hígado, el otro proceso de almacenamiento es convirtiendo esos azúcares en grasas y para eso sí que no hay límite, comienza por el hígado, pero al agotarse la capacidad de almacenamiento en el hígado se esparce por todo el cuerpo, así se genera los excesos de grasa que se convierten más tarde en obesidad.

Ahora bien, entendido todo esto encontramos fácilmente cómo es qué podemos entender de forma muy práctica el funcionamiento del ayuno intermitente. Solo aplicamos el mismo principio, pero en el sentido inverso, al dejar de comer inmediatamente bajan los niveles de insulina, así se le da una señal al cuerpo informando que necesita otra fuente de energía pronto.

¿Cuál es la otra fuente de energía?

Bien, antes de responder quiero revisar cuáles son las fuentes de las que normalmente el cuerpo se surte para mantener la energía que requiere un buen funcionamiento, una, como ya he dicho es la glucosa que recibe en forma de carbohidratos, que por cierto resulta sumamente fácil para el organismo metabolizar y usarlo como energía.

La segunda es la grasa, esa que consumimos o la que es producto de la "lipogénesis", (proceso que acabo de decir en el que la glucosa se convierte en grasa tanto para el hígado como grasa corporal), y por último las proteínas.

Así que, tan pronto el organismo percibe la carencia de glucosa lo primero que hará será iniciar el trabajo de utilizar como fuente de energía los excesos de grasa en el cuerpo, incluyendo la muy peligrosa grasa visceral.

Voy a mencionarte como abreboca tres tips para que este proceso se convierta en un medio fácil, práctico y rápido de activar los mecanismos metabólicos para quemar grasa, y ver tu sueño cumplido de convertirte en una persona saludable y libre de sobrepeso.

Tips # 1: Ayuno intermitente 16/8

Es uno de los modelos más efectivos y práctico de los distintos protocolos de ayuno intermitente, en otro capítulo lo explicaré con mucho detalle, quiero adelantarte que este método es muy sencillo, el menos doloroso, y con resultados realmente significativo.

Tips # 2: Rutina de ejercicios

Pero no lo veas de manera aislada, estoy hablando de una rutina mezclada con la práctica del ayuno intermitente, tanto rutinas cardiovasculares como anaeróbicas serán muy útil para este propósito.

Tips # 3: Dieta cetogénica

Insisto, se trata de complementos, aunque la dieta cetogénica tiene su características peculiares y muy particulares que son beneficiosas, no cabe dudas que poder combinarlo con el régimen del ayuno intermitente sacarás lo mejor de ambos sistemas de la mejor manera posible.

El ayuno intermitente en mujeres y en hombres

Siempre habrá precauciones que hay que tomar en relación al a cualquier cosa que hagamos o vayamos a realizar en la vida, desde luego el ayuno intermitente tiene elementos que deben ser evaluados, sin embargo, por regla general este plan o régimen de alimentación lo que trae son una carga de beneficios para la salud. Ahora bien, viéndolo desde el punto de vista anatómico, los hombres y mujeres tienen algunas diferencias que deben ser consideradas en este asunto.

En ese sentido creo necesario evaluar la reacción desde la perspectiva de género que puede tener el ayuno intermitente, cómo funciona con los hombres y cómo con las mujeres.

Impacto sobre los hombres

El trabajo metabólico por el cual un cuerpo va a entrar en el momento que determina empezar el ayuno intermitente es realmente radical, sin embargo, cuando se trata del hombre el proceso representa muy poco riesgo verdadero, salvo algunas condiciones muy específicas, pero como regla general, la puesta en práctica del ayuno intermitente en el caso de los hombres resulta fácil.

¿Esto por qué?, es realmente sencillo, es el diseño mismo del hombre, el hombre está más inclinado a la fuerza, al combate, por la estructura física o muscular, además la forma en que acumula grasa en el cuerpo lo hace que este se convierta en su mejor aliado a la hora de percibir escasez de azúcar en la sangre, activando de manera inmediata la dirección del organismo a cambiar la fuente de energía de glucosa a grasas.

Impacto sobre las mujeres

Por su parte hablar de nosotras es completamente distinto, y hay que tener un especial enfoque en el tema hormonal, evitando todo juicios de valores sino en análisis realmente científicos y conclusiones de asuntos biológicos, las mujeres por naturaleza somos más delicadas en cuanto a nuestro organismo y nuestra composición biológica.

¿Cómo está la menstruación?

Antes de iniciar un régimen de ayuno intermitente es preciso evaluar la estabilidad hormonal, y la primera señal que puede decirnos si en realidad se está o no lista para hacerlo es el comportamiento de la menstruación, una menstruación disfuncional es señal de haber un problema en la función hormonal de la mujer.

Es por esta razón que el índice de fracaso en los intentos de llevar a cabo el ayuno intermitente resulta mucho más alto en mujeres que en hombres.

El primer deber es saber equilibrar todo este asunto ya que las consecuencias pueden ser desastrosas, en algunos experimentos hechos con animales por ejemplo como las ratas y puesto en comparación hembras y machos se ha podido observar que en algunos casos las hembras pueden aún perder la fertilidad.

Sin embargo, no quiere decir todo lo anterior que no es posible para la mujer realizar el ayuno y disfrutar de todos sus beneficios, claro que puede hacerlo, pero antes requiere un proceso de preparación y observación muy exhaustivo. Pero más aún una vez resuelto esto hay que tener un especial cuidado en el tema del ayuno en sí mismo, cuando se trata de nosotras una vez terminado el ayuno es posible que se presente una sensación de hambre difícil de calmar, y es la razón principal por la que el ayuno intermitente, suele resultar un poco más difícil ver resultados en las mujeres.

Pero además ese sentimiento de determinación que solemos tener nos puede llevar a querer hacernos de la vista gorda, pero en muchas ocasiones se puede caer de forma inevitable en la tentación de comer en exceso. Esto no es un problema que llegue solo, sino que genera un problema aún mayor, ya que después de ese punto lo que vendrá con total seguridad es perder el apetito por el exceso de ingesta y el cuerpo nuevamente generará esa alerta.

Una vez que en nuestro caso haya sido resuelto este tema de la regulación hormonal y otros asuntos, podemos verlo ahora si en la misma posición, beneficios en términos iguales, ventajas maravillosas tanto para hombres y mujeres que se traducen en más días de vida, pero días con mayor calidad.

¿Por qué debo seguir el ayuno intermitente?

Las propuestas que están sobre la mesa son muchas, las verdades son pocas, es mucho lo que se dice sobre asuntos de salud y belleza, pero no es necesariamente verdad todo cuanto dicen. Cada día surgen nuevas tendencias, ideas con apariencias de benditas en dirección de la pérdida de peso, pero las evidencias no son para nada sólidas.

El caso del ayuno intermitente es otra historia, tal y como vengo señalando desde el principio, el ayuno intermitente cuenta con toda una estructura científica de estudios realmente serios que avalan la veracidad de sus postulados, y la experiencia misma que llevo en el campo durante tantos años me da la solidez para garantizarte que esta es la vía adecuada que debes tomar.

¿Por qué el ayuno intermitente y no otro modelo?

Para despejar cualquier duda quiero enumerar las razones objetivas que sé, van a terminar por dejarte claro que la mejor decisión que puedes tomar en este momento es llevar a cabo el régimen de ayuno intermitente para darle a tu vida el cambio y el rumbo que realmente merece.

Razón # 1: Cuenta con el respaldo de la ciencia

Esta disciplina que durante años se ha venido llevando a cabo por parte de infinidad de cultura y religiones, ha recibido una especial atención los últimos años por cientos de universidades a nivel mundial, y se ha convertido en objeto de estudio por grandes médicos y especialistas en materia de nutrición, uno de los más recientes estudios ha sido publicados a finales del año 2019, por parte de una de las revistas más importante en temas de medicina de Europa como lo es The New England Journal of Medicine.

En la publicación se refleja un trabajo de investigación llevado a cabo por parte del profesor de neurociencia de "la universidad Johns Hopkins", Mark Mattson, en la que este concluye entre otras cosas, que el ayuno intermitente puede ayudarte a alargar tus días de vida, y crear situaciones de salud realmente significativas para ti, tal como regular la presión arterial, prevenir algunos tipos de cáncer y ayudarte a perder peso.

Razón # 2: Resulta fácil emprenderlo

No me refiero con esto al hecho de llevarlo a cabo, es posible que en algunos puntos pueda representar un verdadero reto para algunos, me refiero de manera puntual es a hacerlo como tal, es decir, no necesitas de mayores cosas que la voluntad, el ayuno intermitente no se trata de dietas (aunque se puede hacer combinaciones con ellas), no requieres por lo tanto abastecerte de productos, indumentaria o de suplementos especiales para hacerlo. Insisto todo cuanto necesitas se llama determinación.

Razón # 3: Mereces una mejor vida

Esta es la razón más importante, me embarga una profunda tristeza ver como muchas personas algunos a muy temprana edad, han terminado por resignarse a vivir una vida llena de padecimientos, enfermedades y sufrimientos, en algunos casos es indudablemente por la falta de conocimiento de las verdaderas causas que lo han llevado a vivir una vida en esas condiciones.

Pero lo que es realmente lamentable, es aquellos casos en los que el individuo está interesado en solo negar la responsabilidad de sus malos hábitos, solo para no hacerse cargo de sus consecuencias. Esta vida es la única que nos ha sido otorgada y el tiempo que corresponda estar en este mundo merecemos vivir bien, saludables y felices.

Datos oficiales de la organización mundial de la salud señalan que seis de cada diez enfermedades están relacionadas con la manera en que nos alimentamos, ¿no te parece una cifra exageradamente elevada? Esto es más que suficiente para saber qué es necesario voltear la mirada al tema de la alimentación, ya que, si desde este punto vienen el mayor número de enfermedades, igualmente es a través de la alimentación y los hábitos relacionados con ello, que vamos a convertir nuestras vidas en una vida mucho mejor.

¿El ayuno intermitente es ideal para mí?

En término general ayunar de manera intermitente es una posibilidad abierta a cada persona, estoy seguro que el hecho de estar aprendiendo cada uno de estos principios e invertir parte de tu tiempo en esto, me da prácticamente la garantía que es muy probable que tengan las cualidades necesarias para llevar a cabo todo este procedimiento en favor de la salud.

Sin embargo, existen situaciones especiales que pueden ser consideradas como obstáculo a la hora de hacer ayuno, pero en realidad se trata de casos muy puntuales con los que hay que tratar de manera responsable.

En capítulos futuros te mostraré cuáles son las características de las personas que no deben realizar el ayuno intermitente, y veremos las posibles razones que pueden presentarse como oposición a las intenciones de hacerlo.

Pero quiero responderte la pregunta particular que está planteada aquí, voy a enumerar las características que necesitas tener para llevar a cabo este propósito.

- Lo primero ser una persona mayor de edad
- Además debes tener o el peso ideal de acuerdo a tu estatura nunca menos de ahí
- Puedes ser una persona con obesidad o sufrir de obesidad mórbida
- Aunque la obesidad es una enfermedad, se requiere que no haya complicaciones severas en algunos aspectos como problemas del corazón, o algún tipo de patología relacionada con el cerebro

En los casos contrarios a estos, lo más responsable que puedes hacer es acudir a la ayuda de un especialista, no es buena idea desde ningún punto de vista que lo hagas solo porque sí, mucho menos porque un segundo te esté llevando tras cualquier excusa a que lo hagas, esto es algo de tu exclusiva decisión pues se trata de tu salud y la única persona que puede influir en eso eres tú mismo y un especialista.

Por lo demás la respuesta siempre será, - ¡seguro que sí! - No temas, no descanses hasta que veas tu sueño hecho realidad.

DOS

BENEFICIOS DEL AYUNO INTERMITENTE

Este capítulo lo he desarrollado con el propósito fundamental de hacer un paseo detallado por cada uno de los beneficios que vas a encontrar en el momento que decidas llevar a cabo el régimen de ayuno intermitente.

Ya he venido haciendo alusión a algunos de dichos beneficios, pero es momento de hacer una lista detallada de las principales ventajas que se obtienen de este régimen. En el capítulo anterior deje completamente claro de qué se trata y cómo es que funciona el ayuno, pero en este momento quiero mostrarte los beneficios tanto físicos, mentales y aún más los sociales que puedes encontrar tras determinar cambiar para siempre tu vida.

Beneficios físicos

El primer aspecto que quiero que tengamos en consideración es la repercusión que el ayuno intermitente tiene en el aspecto estético, es decir cómo va a ayudar a transformar tu aspecto físico una vez que hayas iniciado.

Quemarás grasa con el régimen de ayuno intermitente

No es este el único beneficio, y quizás no sea el más importante, (sé que es subjetivo ya que la importancia está determinada por la particularidad de cada individuo) sin embargo este aspecto es el que le ha hecho mayor publicidad hasta el momento, y no en vano.

De acuerdo a estudios realizada por los médicos e investigadores Kyoung-Han Kim y Yun Hye Kim y publicado en la revista Cell Research, aseguran que un régimen de ayuno intermitente durante un período comprendido entre seis y dieciséis semanas, sin necesidad de regular ni controlar la ingesta calórica, ayuda a quemar grasas tanto como a regular algunos trastornos del metabolismo.

Algunas pruebas llevadas a cabo en ratones han demostrado que el simple hecho del ayuno en sí mismo, era suficiente para activar el metabolismo y generar la quema de grasas.

Aunque ciertamente estos ensayos han sido publicados y aportan un valor agregado a la veracidad de lo que estamos diciendo, esto es algo que yo misma he podido palpar en cada una de las personas que se han acercado a mí y han puesto en práctica los métodos que les he enseñado.

¿Quiere decir que no hace falta ni dieta ni ejercicios?

Los resultados publicados han sido concluyentes, sin embargo, apoyarse en algunos modelos de dietas o por régimen de ejercicio siempre será un aporte muy valioso para sacar mayor provecho del ayuno.

Activación del metabolismo

Todo lo que acabo de decir es la consecuencia directa de la activación del metabolismo, durante muchos años el asunto de la activación metabólica ha sido objeto de estudio por grandes investigadores, algunas de las conclusiones más importante sobre dichos estudios refleja que durante las primeras horas del día el efecto que el ayuno intermitente tiene sobre las personas es muy importante, principalmente esto se debe a que el ayuno intermitente hace que desciendan los niveles de insulina en la sangre, principalmente en las primeras 16 horas de ayuno.

Debido a ello es que el cuerpo comienza a quemar grasa, pero no solo eso, también se activa la hormona de crecimiento, esto tiene efectos muy positivos como la activación del crecimiento muscular.

Por esta razón es que el ayuno intermitente es un verdadero complemento y hasta una necesidad para muchas personas que se han enfrentado a regímenes de actividad física con intenciones de quemar grasa, es muy frustrante en realidad iniciar procesos que son realmente dolorosos en algunos casos y no ver los resultados, esto se debe principalmente a problemas metabólicos, por ello es completamente normal hoy en día encontrar dentro de las recomendaciones por parte de entrenadores y nutriólogos la práctica habitual del ayuno intermitente.

Brinda mayores beneficios en el cuerpo al prolongar el ayuno

Aunque es poco recomendado, y esto en realidad por temas de deserción, la verdad es que extender los tiempos pautados del ayuno trae consigo beneficios adicionales, es cierto que hay que tener mucho cuidado y es preferible estar bajo supervisión médica, extender el ayuno genera una serie de impactos realmente positivos en condiciones idóneas.

Una vez logrado las 16 horas sin ingerir alimentos el cuerpo entra en una fase conocida como gluconeogénesis, (esto es un mecanismo del organismo en el cual crea glucosa para suplir la necesidad de algunos órganos que normalmente funcionar con energía aportada por la glucosa tal como la médula renal, eritrocitos, los testículos y el cerebro).

Sin embargo, a partir de ese tiempo los tejidos casi en su totalidad dejan de usar la glucosa como fuente de energía, y comienzan a favorecer el uso de grasa corporal incluyendo la grasa visceral.

Pero no solo eso, al extender los tiempos de ayuno a días se comienza a eleva de forma considerable la formación de cuerpos cetónicos, de manera que el cerebro comienza a hacer uso de ellos, logrando disminuir así la gluconeogénesis y en consecuencia los niveles de azúcar en la sangre. En los ayunos entonces que son prolongados se seguirá elevando la producción progresiva de los cuerpos cetónicos, y al cabo de pocos días el cuerpo estará dependiendo en más de un 90% de la grasa corporal como fuente de energía.

Beneficia en la composición corporal

En término general de todo lo que ya he venido diciendo es que el ayuno intermitente sin duda representa una mejora en muchos aspectos de la composición corporal, lo primero es lo que ya he repetido en varias ocasiones como es la activación metabólica lo cual representa una quema significativa de grasa.

En otro sentido, el ayuno intermitente es realmente interesante ya que se ha demostrado que, a diferencia de los más tradicionales métodos aplicados para la pérdida de peso, el ayuno intermitente no compromete el estado muscular, detalle que es más importante aún en las personas de la adultez madura que pueden enfrentarse a una condición relacionada a la edad conocida como sarcopenia y que ocasiona por sí misma la pérdida progresiva de masa muscular.

Además, se ha comprobado que el ayuno es efectivo

para favorecer a pacientes con problemas de artritis y/o reumatismo, y sobre todo en el caso de los huesos se ha evidenciado una importante mejora en los pacientes de fracturas.

Uno de los efectos más conocidos del ayuno intermitente viene a ser la desintoxicación del cuerpo, razón por la que es desde luego notable tras varios días de llevar a cabo este régimen, notar un cambio significativo en el aspecto y apariencia de la piel, es decir que la salud de la piel tendrá un cambio realmente significativo tras la práctica del ayuno intermitente.

Aporta mayor energía

Quizás sea esta característica una de las menos consideradas en relación a los beneficios, sin embargo, debemos verlo desde la siguiente perspectiva. Cada vez que comemos estamos comprometiendo a nuestro metabolismo a pasar por ciclos de descomposición de los carbohidratos para convertirlo en azúcar que una vez, llegado a nuestro torrente sanguíneo se convierte en la energía que el cuerpo utiliza para su funcionamiento.

Por su parte el excedente de glucosa aportado por nuestras dietas tradicionales cargadas de carbohidratos, se almacenan en nuestro organismo para utilizarse luego, en el momento en que esto se reduzca y ya nuestro organismo haya agotado las reservas de manera inmediata recibirás una señal de hambre y es así como el organismo comienza el proceso nuevamente, comer, metabolizar, almacenar, consumir, y nuevamente pedir más.

Este constante altibajo en los niveles de azúcar y procesos metabólicos genera un estado de estrés en el metabolismo provocando de forma inevitable estados de energía más bajos, afectando aún la concentración.

La diferencia en este sentido es realmente importante cuando se trata del ayuno intermitente, ya que cuando el cuerpo se encuentra metabolizando las grasas para usarla como energía, está accediendo a reservas que está ya en el organismo y en consecuencia no existen bajas en las cantidades, sino que tiene un proceso continuo y constante en el ritmo de trabajo, manteniendo así un nivel óptimo de energía que favorece al cuerpo.

Beneficios en la salud

Aunque todo lo que he mencionado anteriormente tiene un impacto directo en temas de salud, quiero que puedas ver de forma clara cada uno de los aspectos en términos de salud que son directamente beneficiados a la hora de llevar a cabo el ayuno intermitente.

Luego haré un apartado con el desarrollo en relación a la salud mental, por el momento solo quiero hacer una reseña en términos de salud física, la relación que hay con la evidente mejora que hemos observado cada día en aquellos que asumimos esta práctica como forma de vida.

Regulación a nivel hormonal

Algo que ha podido determinarse y comprobarse tras largos años de estudios en relación al ayuno intermitente es el impacto que este tiene sobre los procesos hormonales y celulares, por ejemplo, se ha observado el ajuste de dichos procesos para que el cuerpo logre favorecer el almacenamiento de las grasas, se ha comprobado que los niveles de la hormona de crecimiento sufren un significativo incremento hasta 5 veces más de lo normal, lo que promueve la pérdida de peso y la ganancia de masa muscular.

Por su parte mejora de manera significativa la sensibilidad a la insulina, así que llevando a cabo el ayuno intermitente podrás con toda seguridad bajar los niveles altos de insulina, y está claro que la regulación de esta hormona es la mejor manera de evitar padecer la tan temida diabetes tipo 2, y también ayuda a mantener niveles de estabilidad en las personas que ya padecen esta enfermedad.

Reparación celular

Las investigaciones en este sentido han sido tan arduas e importantes que incluso hace pocos años una investigación sobre este tema ha llegado a otorgar un premio nobel de medicina por los descubrimientos que se han obtenido en materia del ayuno intermitente.

Me refiero al trabajo realizado por Yoshinori Ohsumi en el que ha demostrado que nuestro organismo celular tiene la capacidad de renovarse a sí mismo a través de un proceso que se ha denominado como "autofagia". Lo que sucede en el proceso de la autofagia y ha quedado demostrado tras el estudio de Yoshinori es que nuestro organismo celular tiene la destreza de hacer una limpieza de aquellos organismos que están dañados o ya se encuentran viejos.

Solo que en lugar de desecharlo lo que hace las células es que se comen entre sí para llevar a cabo esa limpieza. En el capítulo 5 estaré haciendo un análisis detallado y cuidadoso de este asunto, por el momento quiero enfocarme en alguno de los beneficios más importantes descubierto sobre el proceso de autofagia:

- Ayuda a combatir trastornos degenerativos como el mal de Parkinson o el Alzheimer
- Fortalece y estimula nuestro sistema inmunológico
- Previene la diabetes tipo 2
- Ayuda a disminuir de forma significativas la inflamación
- Favorece la longevidad

Son estas las principales características que en términos de salud puede brindarte el ayuno intermitente en el aspecto físico, lo que trato de decir con todo esto es que no se trata solo de un aspecto puntual como la pérdida de peso, sino que en realidad es todo un compendio de beneficios que se traducen en una mejor calidad de vida.

Brinda ventajas saludables en comparación con las dietas clásicas

En este sentido lo primero que debo decir es que la principal ventaja que vas a encontrar en el régimen de ayuno intermitente si lo sitúas frente a frente con cualquiera de las dietas clásicas, es el hecho de poder disfrutar de manera más rápida y segura de los efectos esperados de una dieta tradicional sin que hagas ninguna dieta.

El ayuno intermitente no es una dieta y quiero que quede claro, el ayuno intermitente es solo un régimen o estrategia científica que enseña los tiempos correctos de abstinencia para generar reacciones biológicas en el organismo que favorecen la salud y la pérdida de peso.

Entonces no cabe duda que hacia esta idea apunta el primer y más grande beneficio que puedes encontrar a la hora de asumir el régimen de ayuno intermitente.

Sin embargo, quiero detallar una lista con las razones por las que te resultará siempre más beneficioso llevarlo a cabo en lugar de una dieta tradicional. Y quiero aclarar que no se trata de desvirtuar ningún modelo de dieta, pero se trata de ser objetivos a la hora de verlos.

Razón # 1: Es muy confiable

Por lo general las dietas están basadas en la eliminación de algún tipo de alimentos en el menú diario, o en su defecto de las cantidades de calorías que vas a ingerir en cada ingesta, estas prácticas sin el debido control pueden llevarte a sufrir trastornos peligrosos de la alimentación, por carencias de algún tipo de nutrientes.

En el régimen del ayuno intermitente no debes suprimir desde ninguna óptica las sanas y normales costumbres de alimentación, siempre es recomendable desde luego desarrollar un buen método muy balanceado en la alimentación, el problema está en los desórdenes alimenticios, y que dichos desórdenes son considerados "normales". Entonces no es de esa normalidad de la que hablo, más bien hay que hacer un trabajo junto al ayuno intermitente de regular y establecer la forma adecuada de alimentarnos y asegurarnos que la alimentación sea la adecuada.

Desde luego, hay métodos de dietas que poseen una fortaleza científica enorme y que si la adhieres correctamente con el ayuno intermitente, pueden favorecer los efectos esperados, tal es el caso de la dieta cetogénica.

Razón # 2: Es más fácil de hacer

¿Has vivido esas escenas trágicas en las que llegan las festividades y estás en alguna dieta? Las dietas suelen complicar nuestras relaciones sociales, sí, hasta ese punto puede representar algo negativo las dietas, que incomodo resulta tener que ir a la reunión familiar del domingo, o peor aún en la fiesta sorpresa del trabajo o la universidad en la que tus compañeros te han traído aquel enorme pastel.

Por otro lado, las dietas requieren de todo un protocolo que implica un análisis y proceso largo y tedioso que suelen resultar en algunos casos frustrantes, ¿y qué decir de aquellas dietas en las que te debes hacer infusión a base de hojas de pinos de la zona más alta del monte Everest? (La ironía habla de aquellos suplementos o receta de cosas casi imposible de conseguir para algunos)

Por su parte cuando hablamos del ayuno intermitente solo se necesita algunas nociones respecto a los horarios indicados para ayunar, ya que el tema de la alimentación, insisto, es completamente normal.

Razón # 3: No hay efecto rebote

Esto es una de las más grandes desventajas que suelen tener los regímenes estrictos de dietas, y esto, aunque puede tener varios factores fundamentales que lo ocasionan, no cabe duda que uno de los más importantes es el hecho de los altos niveles de estrés que suelen generar estas dietas.

Muchas personas han llegado a sostener la idea que mientras más restrictiva sea la dieta más efectiva suele ser, esto desde luego viéndolo desde una óptica externa puede parecer verdad, sin embargo ¿cuál es la consecuencia de privar al cuerpo a periodos largos de hambre y escasez de nutrientes?

Es muy normal encontrar personas que tras jornadas de ayuno severo terminan recuperando más peso del que tenían esto estará ampliamente explicado en el momento que corresponda hablar sobre los mitos respecto al ayuno intermitente, sin embargo, es preciso que en este momento precise algunas cosas puntuales:

- Lo primero es recordar algo que ya he dicho, el ayuno no es una dieta
- Por lo tanto no sufrirás inanición
- No ralentiza el metabolismo
- Dinamiza el proceso metabólico

Dicho todo eso la conclusión es muy clara, no hay nada de qué temer, el ayuno intermitente te hará perder peso y la única forma de recuperarlo será convertirte en una persona completamente desordenada en este sentido, es decir comer sin control, volverte alguien sedentario e irrespetar tus propios principios.

Beneficios mentales

Ya he mencionado en las anteriores listas de beneficios algunos de los impactos reales que el ayuno intermitente tiene en algunos procesos mentales, al punto que se indicado que llevar a cabo este protocolo puede revertir o evitar los posibles efectos de enfermedades como Alzheimer.

Pero hay otros elementos sumamente importantes que evaluar en relación al impacto del ayuno intermitente en el cerebro, uno de los efectos comprobados que ocurre en el organismo es la liberación de algunas importantes hormonas como la dopamina, noradrenalina y adrenalina.

Estos neurotransmisores cumple con un alto número de funciones cerebrales, está estrechamente relacionado con el comportamiento de la persona, con el proceso de aprendizaje, y con toda la actividad motora del individuo, pero también guarda especial relación con la regulación del sueño, y la concentración.

Esta es la razón por la que el ayuno intermitente es un medio eficaz para poder mantener un estado de alerta y concentración en las labores que requieren concentración.

Puedo invitarte a que hagas un experimento de dos días, en el primero te levantas bien temprano, te desayunas al momento un buen desayuno bien cargado como el que normalmente realizas, luego te sientas a leer un libro, o hacer algunas labores que requieran concentración.

Al día siguiente haces la misma prueba, pero esta vez no desayunes, sino que procura que en ese momento que te levantes estés cumpliendo al menos unas 14 horas de ayuno, y en lugar de ir directo a comer lo dejas para tres o cuatro horas después de levantarte, antes de desayunar te pones a realizar la misma actividad del día anterior como leer o cualquier otra.

Notarás de manera clara la diferencia, el día en el que

hayas desayunado al levantarte tu nivel de concentración estará realmente bajo, con dificultad para fijar tu atención y seguramente estarás con fuertes deseos de volver a la cama, a diferencia del día en que cumplas un periodo de ayuno intermitente, verás que estás activo, con energía y buena concentración.

Otra de las cosas valiosas en el sentido biológico que de seguro vas a notar, es que habrá beneficios emocionales propios de ver finalmente realizado el sueño de perder sobrepeso y no morir en el intento, estos beneficios te los mencionaré a continuación.

Sube la autoestima

Una de las peores sensaciones que suele experimentar el ser humano es encontrarse atrapado en un estado del que quiere liberarse y sentirse incapaz de hacerlo, o peor aún, verse cerca de lograrlo y de pronto aparecen factores negativos como el odiado efecto rebote o efecto "yoyo" (como también suelen llamarlo en algunas regiones), y terminar por frustrar ese sueño.

La sensación es realmente dolorosa y traumática y cada vez va disminuyendo la capacidad de creer en sí mismo, esa es la razón por la que muchas personas dejan de luchar, básicamente porque dejan de soñar, no solamente en caso de problemas como la obesidad sino de otros tipos de patologías.

La virtud del ayuno intermitente es una manera muy efectiva de dar un verdadero cambio radical a eso, por lo práctico, sencillo, y accesible que resulta, genera motivación, seguridad, y deseos de seguir luchando.

Ayuda a combatir la depresión

¿Acaso es un secreto para alguien que la obesidad y la depresión guarda vínculos muy estrechos? La gran mayoría de los expertos coinciden en que la obesidad suele tener una relación directa en los patrones de ánimos de un individuo, de hecho, el 55% de personas atendidas por problemas de depresión son personas que presentan trastornos serios de sobrepeso.

Justamente de lo que hablamos momentos antes, la alteración de algunas hormonas como la dopamina, serotonina y la noradrenalina son las que biológicamente generan estados de depresivos. Pues como ya hemos dicho antes el ayuno intermitente es un encargado por excelencia de regular esas situaciones hormonales, contribuyendo así a disminuir de manera efectiva los problemas de la depresión.

Genera mayor sensación de felicidad

No solo elimina la depresión, sino que fortalece los sentimientos relacionados con la sensación de felicidad. Hablando justamente de situaciones hormonales, la regulación por parte del ayuno intermitente de la famosa "hormona de la felicidad", es decir la serotonina además de suprimir los sentimientos de tristeza, desaliento, desánimo y frustración de la depresión, genera un estado de satisfacción que está estrechamente relacionado a la idea de la felicidad.

La serotonina es la hormona del sueño, la correcta segregación de esta hormona es la que permite tener episodios de sueños plácidos, que haya un verdadero descanso en el cuerpo, y logra generar de esta forma un estado de satisfacción y placer, de hecho, es la serotonina la culpable del buen humor, entonces es más que evidente la razón por la que el ayuno intermitente es medio para sentirte feliz.

Posibles efectos secundarios del ayuno intermitente

Es importante que antes de cerrar este capítulo mencioné las posibles reacciones contrarias que puede tener el ayuno intermitente, he hablado de un número enorme de beneficios que puede aportar esta práctica en la vida de un individuo, pero es una realidad tangible nuestro cuerpo al no estar adaptado a los cambios y los nuevos estilos de vida de un régimen como el ayuno intermitente, puede producir algunas reacciones que pese a ser normales puedan causar preocupación en algunas personas.

Por ello quiero mencionar las posibles reacciones, pero a su vez te daré detalle de las acciones pertinentes para que esto no se convierta en un obstáculo, sino que lo puedas superar rápidamente y de manera satisfactoria.

Mareos, dolor de cabeza, y mal humor

Estos síntomas suelen ser las primeras reacciones adversas que sentirás tras el inicio del ayuno intermitente, de hecho son efectos que aparecerán los primeros días del protocolo, entre tanto tu cuerpo se adapta al nuevo método horario, como acabo de decir es una reacción natural de nuestro cuerpo y esto se debe a que aún no está acostumbrado a usar la grasa, de modo que no puede hacer uso de esta fuente de energía de forma eficiente, teniendo como resultado que los niveles de azúcar en la sangre bajen considerablemente.

El doctor Ted Naiman en un análisis sobre los niveles de azúcar en la sangre durante el ayuno intermitente revela la forma en que los niveles de glucosa tras diez horas de ayuno comienzan a bajar, y el punto más crítico sucede a partir de las doce horas.

Sin embargo, esto no debe crear alarma, ya que mientras los niveles de azúcar descienden a su vez se eleva la presencia de una hormona como es el glucagón, a su vez se elevan los ácidos grasos libres, lo que se traduce en una quema de grasa, y esto ayuda a estabilizar los niveles de azúcar en la sangre.

Sin embargo, es importante que aclare que aquellos casos en que una persona consume demasiados niveles de carbohidratos, o tiene una condición de sobrepeso severa, esta regulación no va a ocurrir hasta que el cuerpo se adapte.

¿Qué se puede hacer para evitar estos síntomas?

Es posible que no haya manera de escapar de esta reacción, lo que sí puedo darte de momento son algunas serie de recomendaciones que puedes considerar para minimizar el impacto de estas.

· Haz una preparación previa al ayuno y modifica tu manera de alimentación

· Evita consumir exceso de hidratos de carbono, no debes disminuir drásticamente su consumo, pero sí debes empezar a bajar los niveles de manera progresiva

· Incrementa el consumo de grasas buenas como las que encuentras en el pescado, frutos secos, aguacate entre otros

· Usa suplementos de magnesio

· Inicia con protocolos cortos como el ayuno 12/12 para irlo incrementando poco a poco

Se eleva el nivel de ácido úrico

En efecto este es otro efecto secundario del que es preciso estar pendiente, una vez que el cuerpo comienza el proceso de desintoxicación, reparación y quema de grasa, comienzan a desarrollar la producción de radicales libre. Un mecanismo de defensa que usa el organismo es iniciar la liberación de antioxidantes para protegerse, y dentro de estos antioxidantes se encuentra el ácido úrico.

Sin embargo, esto no significa de ningún modo que quede una enorme cantidad de este circulando, sin embargo, es necesario tomar algunas medidas para reducirlo y la mejor manera es alcalinizando el cuerpo.

· La manera de alcalinizar el cuerpo que debe tener nuestra prioridad debe ser desde luego comer vegetales

·   Otra forma es consumiendo una fruta que es altamente saludable como es el limón

·   Y por último cambia la fuente de proteína en tu dieta, es decir procura fuentes proteicas como legumbres y frijoles en lugar de carnes

Se puede reducir de manera temporal la cantidad de hormona tiroidea T4 y T3

Este síntoma suele ser un síntoma poco usual, sin embargo, es posible que en algunos casos aparezca y sus síntomas comunes son frialdad tanto en pies como en mano, pero la señal que puede resultar más evidente para saber que hay un problemas con la tiroides es que se manifiesta caída del cabello.

Ahora bien, este es un síntoma que en realidad no es para nada difícil solucionar, lo que debes hacer es aumentar por medios bien sea de la dieta o a través de suplementos, el consumo de zinc, l-tirosina, magnesio, manganeso, selenio y schizandra.

¿Debes hacer o no debes hacer el ayuno intermitente?

La experiencia tras mis años de trabajar con cientos de personas que presentan problemas tanto de salud como casos particulares de sobrepeso y obesidad mórbida me ha dejado con la claridad que hacer ayuno intermitente no solo se trata de una opción entre tantas, sino que hacerlo o no hacerlo puede estar representado por una línea muy delgada que te separa del bienestar y salud que tanto has soñado, con la vida que ahora mismo estás llevando.

Pero además la ciencia a estado del lado correcto y se ha encargado de demostrar que una práctica tan ancestral como esta no puede ser producto de la casualidad, sino que muchas culturas basados quizás en la observancia o en métodos propios de sus tiempos y culturas ya estaban al tanto de los beneficios que se obtienen en el ayuno intermitente.

Esos beneficios te los he demostrado en este capítulo, por todo lo que ya hemos visto es que se hace necesario que comiences ahora mismo a comprobar por ti mismo los beneficios que puedes obtener desde este mismo día.

TRES

TIPOS DE AYUNO INTERMITENTE

Hemos hecho una evaluación exhaustiva sobre lo qué es el ayuno intermitente, mi trabajo es llevarte toda la información de manera transparente sobre este asunto, he sido clara y objetiva en cada uno de sus aspectos, de manera que pueda quitar toda idea nebulosa de la mente del lector en todo este asunto.

Por esa razón dediqué todo el capítulo anterior en demostrar que realmente es un proceso que sí funciona y que los beneficios que puedes obtener tras llevar a cabo los principios aprendidos en este libro son sin duda alguna palpables.

Pero sin dejar nada de lado hablé también de los posibles efectos secundarios que puede haber al realizar el protocolo del ayuno intermitente.

Ahora vamos a ver claramente cuál es la manera en que debe realizarse, justamente a eso quiero dedicar este capítulo, a que puedas ver las distintas maneras aprobadas en las que puedes conseguir los resultados del ayuno intermitente practicándolo de formas distintas.

Este capítulo te puede servir también para conocer de

acuerdo a tus características particulares la manera correcta de llevar a cabo el régimen de ayuno en tu caso personal.

Ayuno intermitente 16/8

El protocolo 16/8 es uno de los métodos de ayuno intermitente más populares, y esta popularidad está basada en hechos tan puntuales como la facilidad que este protocolo permite para ponerlo en práctica sin mayores complicaciones. Aunque hay un método algo más sencillo que este, como es el 12/12 (del que hablaré a continuación) está comprobado que los efectos y resultados más acentuados se consiguen a partir de las 14 horas de ayuno.

¿Cuál es el horario en el que se debe ayunar y en cuál se debe comer?

Esta singularidad es la que hace tan provechoso el tema del ayuno intermitente y los distintos protocolos, pues los horarios estarán determinados de acuerdo a tus prioridades, ritmo de vida, etc.

En ese sentido, la mayoría de las personas que practican regularmente el ayuno intermitente, y particularmente el protocolo 16/8, suelen procurar que las horas de sueño estén incluidas en el período de la abstinencia de alimentos, para que el impacto no sea tan agresivo en el tiempo que esté despierto.

Lo dicho anteriormente puede verse como una necesidad de principiante, ya que en realidad uno de los beneficios que consigues al llevar a cabo este régimen, es el control que se logra en algún punto sobre los procesos de hambre y sobre todo del tema de la ansiedad.

Por lo general muchas personas suelen hacerlo de la siguiente manera: La última comida del día y en consecuencia el principio del ayuno lo pautan a las 8:00 pm, de manera que el mayor período de ayuno esté en el lapso de sueño y sea en realidad pocas horas las que deba esperar

por la primera comida, que estaría pautada para las
12:00 pm.

Controversias sobre el desayuno

Uno de los problemas que este modelo de ayuno le ha
causado en la mente a muchas personas ha sido el tema del
desayuno, durante toda nuestra vida hemos venido escu-
chando como regla sine qua non para aquellos que están en
proceso de perder peso, que en una comida sustanciosa y
fuerte durante la mañana es necesario para regular el metabolismo y evitar la ansiedad durante el día.

¿Es necesario una gran comida en la mañana?

Todo parece indicar que esto no es más que un mito de
hecho, estudios han demostrados que una gran comida en la
mañana no tiene ningún impacto real en los propósitos de
perder peso, al contrario, algunos estudios sugieren que es
posible ganar peso en lugar de perderlo.

En esta dirección puedo citar una de las investigaciones
más importantes que se hayan publicado, se trata de un
estudio realizado en el 2011 llevado a cabo por el centro de
medicina nutricional Else Kröner Fresenius en Múnich
Alemania, y que estuvo a cargo del experto en asuntos de
nutrición Volker Schusdziarra reflejó que, tras un análisis
realizado a 300 personas con problemas de obesidad no
hubo ningún cambio significativo entre los que tomaban el
desayuno y los que no lo hicieron.

En realidad, el resultado final y conclusión de este
estudio determinó que: Aquellos que toman un desayuno
fuerte durante las mañanas y quieren perder peso, no
obtienen un impacto ni relación directa entre esta comida y
el resto del día, al contrario, de hacerlo está en la obligación
de ver con cuidado lo que comerá en las siguientes comida,
de lo contrario puede ganar peso en lugar de perderlo.

Estudios como este desestiman toda la idea planteada

sobre el protocolo Lean Gains. De hecho, muy contrario a esa idea, una de las maneras de poder dar un ajuste al posible desorden de los biorritmos de nuestro organismo, es justamente esperar unas horas antes de tomar la primera comida de la mañana.

Ayuno intermitente 12/12

Como había mencionado anteriormente, este modelo del ayuno intermitente es un método muy práctico para cuando se va a iniciar, en realidad no es obligatorio empezar por aquí porque a ciencia cierta ya el ayuno 16/8 de por sí está muy fácil de llevar a cabo, y la experiencia ha dejado claro que no representa un verdadero fuerte impacto iniciar por dicho modelo.

Sin embargo, si consideramos algunos factores importantes como el nivel de obesidad, en consecuencia, el ritmo de vida propio de cada persona en relación a la cantidad de comida que tiene por costumbre ingerir, pero sobre todo los posibles horarios desordenados de dichas comidas, entonces no es mala idea partir desde un régimen tan sencillo como este.

La idea es exactamente igual que la anterior, solo que, con intervalos de tiempo distinto, doce horas sin comer, y doce horas para hacerlo.

El ayuno 12/12 es un protocolo que hace pocos años atrás era completamente normal, por lo general las familias entre las siete u ocho de la noche se sentaban a la mesa a comer la última comida del día, y no era sino hasta las ocho de la mañana que volvían a la mesa. Lamentablemente el mismo ritmo de vida que nos ha propuesto todo el aparataje mundial con la modernidad gastronómica ha sido la que nos ha obligado a cambiar aquellos buenos hábitos.

Comidas congelada, comida rápida, delivery, snack, y un motón de cosas que en realidad es símbolo moderno de progreso (para las economías de algunos) pero en realidad se ha convertido en atraso para la salud de las mayorías. Aunque el impacto del ayuno intermitente 12/12 pueda que no sea el más alto, el aporte siempre es más mientras se haga algo antes que no hacer nada.

En efecto, la característica principal del ayuno 12/12 y una de las razones por las que no suelo recomendarlo es porque el impacto es realmente bajo, y uno de los medios más fáciles para que las personas terminen en estado de frustración es no ver resultados en el tiempo esperado, esto suele crear un estado de inconformidad e insatisfacción.

Sin embargo, ante todo lo dicho anteriormente, los beneficios para la salud, aunque limitados estarán presente, por ello no debe desalentar la idea de iniciar por aquí, de todas maneras, insisto esto es solo un proceso de adaptación en algunos será rápido, en otros puede tardar un poco más, pero recuerda que estás activando este ayuno metabólico al menos por 3 o 4 horas y eso ya representa en sí mismo un gran beneficio.

Ayuno 20/4 (dieta del guerrero)

El ayuno 20/4 es una manera un tanto radical pero altamente efectiva de llevar a cabo el ayuno intermitente, es evidente por razones que han quedado claras ya en capítulos anteriores que el impacto de este modelo puede resultar de muy alto provecho y beneficio.

Sin embargo no cabe duda que lo recomendable en este sentido siempre será estar pendiente de no iniciar de lleno en este modelo, y menos cuando se trate de aquellos casos en los que el consumo de carbohidratos es muy alto, lo mismo en los casos de personas que suelen tener la costumbre de realizar muchas comidas al día, también los que por las razones que sea acostumbran comer durante las avanzadas horas de la noche no es para nada recomendable iniciar de manera directa en este protocolo.

La razón fundamental es que puede resultar más desfavorable de lo que se cree, y en lugar de representar un beneficio solo puede ser un grave error, desde luego que los niveles de ansiedad que van a surgir como consecuencia de pasar de un estado de desorden alimenticio a este modelo son enormes, al igual que los efectos secundarios que ya mencioné en el capítulo anterior.

Lo que resulta óptimo para llegar a este punto de ayuno es iniciar como hemos visto desde el principio de este capítulo por las estructuras más fáciles como la 12/12, luego la 16/8, para finalmente entrar en el protocolo 20/4

¿Cuánto tiempo debo estar en cada protocolo?

No hay un tiempo estipulado para cada paso, sin embargo, la recomendación que puedo darte en ese sentido es que te asegures de dar el salto de uno a otro en el momento que ya el que estás practicando se convierta en algo natural y que no represente un enorme esfuerzo.

En el punto mismo que ya comer a las seis de la tarde y luego a las doce del mediodía se convierta en una rutina tan normal y no sea algo que genere de ninguna manera estrés en tu vida, ha llegado el momento de dar el salto.

¿Por qué dieta del guerrero?

Ha quedado claro que el ayuno intermitente no es una dieta, sin embargo, toda la idea de la dieta del guerrero surge a partir de la tesis elaborada por el soldado israelí Ori Hofmekler un experto en temas de fitness y asiduo estudioso de la estrecha relación que existe entre la alimentación y el desarrollo muscular.

Es importante y además una necesidad aclarar todo sobre este asunto, aunque se ha querido relacionar una con la otra, la verdad de todo es que el ayuno intermitente 20/4 y la dieta del guerrero no es lo mismo, solo se trata del modelo horario pero las prácticas son diferentes, evaluemos qué es la dieta del guerrero.

En su libro "The warriors diet" Ori Hofmekler explica que esta dieta está basada en el comportamiento alimenticio de los hombre primitivos, cuya estructura estaba fundamentada en largos periodos de alimentación baja, es decir, desde el momento que el hombre primitivo iniciaba su día, la faena estaba basada en cazar la presa que sería el medio de alimento con el que contarían, sin embargo, en ese periodo de tiempo existía la posibilidad de ingerir algunos alimentos suaves.

De manera que mientras se dedicaban a cazar, podían comer algunas frutas o vegetales que las condiciones mismas del espacio geográfico que ocupaban les permitieran.

Es por ello que en la "dieta del guerrero" está permitido ingerir algunos alimentos suaves como frutas, hortalizas y vegetales, incluso caldos, una vez que se haya culminado este período de tiempo de 20 horas se cierra el proceso con un festín.

De acuerdo a la propuesta de Ori, este modelo de alimentación está diseñado para personas que están interesados en el proceso de desarrollo muscular, y se encuentran en rutinas físicas de gran impacto, como pesas entre otros.

Por su parte, el ayuno intermitente está pensado para quemar grasa, y recibir toda la serie de beneficios de los que he hablado y detallado en capítulos anteriores.

En el caso puntual del ayuno intermitente no se debe mantener un régimen de alimentación como el de la "dieta del guerrero", ya que el ayuno posee sus propias características, ya hablaremos de ella más adelante.

Quiero hacer un especial énfasis en esto, no se debe

confundir ayuno intermitente con "dieta del guerrero" no es lo mismo.

Ayuno de 24 horas

Vamos a dar un saltito a ideas y propuestas más avanzadas sobre el ayuno, estamos prolongando de manera progresiva el ayuno, ¿es esto una de las formas de ayuno intermitente? la respuesta puede ser sí, pero a su vez no, me explico, si es un ayuno intermitente, pero no es recomendable llevarlo a cabo de manera aislada, como sí puedes hacerlo con los modelos que ya mencioné anteriormente.

¿Qué quiere decir todo esto?

Lo que trato de explicar es que el ayuno de 24 horas es un ayuno que puedes utilizar como fundamento para respaldar la búsqueda de algunos resultados que normalmente estarías tratando de lograr en los modelos iniciales de ayuno.

Ahora bien, algunos usos indebidos de expresiones suelen crear confusión en algunas personas, y esto lo digo porque justamente sobre el ayuno de 24 horas muchas personas al tratar de explicarlo y otras que no la han entendido bien suponen que un ayuno de 24 horas consisten pasar todo un día sin comer, y no es así.

Siempre vas a comer, solo que el intervalo de tiempo entre una comida y la otra debe haber un lapso de 24 horas, por ejemplo, asumamos que, tras comer tu última comida del domingo a las seis de la tarde, ya volverás a comer el lunes a la misma hora. Es recomendable que tras la práctica de ayuno intermitente de cualquiera de los que ya he mencionado, habitualmente tomes un día para realizar un ayuno de 24 horas, inicialmente esto te ayudará a ir creando resistencia para ir avanzando a formas de ayuno diferentes.

Pero más allá de eso, el ayuno de 24 horas es una forma práctica de elevar la posibilidad de disfrutar beneficios que normalmente se obtienen del ayuno. En casos de emergencia que se requiera estabilizar de manera urgente algunos aspectos relacionados con la salud, un ayuno de 24 horas es un buen método.

Comienza por practicarlo una vez al mes por unos tres o cuatro meses, más adelante puedes hacerlo de manera quincenal, hasta que ya puedas llevarlo a cabo semanalmente.

¿Es peligroso hacer este ayuno en caso de tener un peso ideal?

No, de ninguna manera, este método es ideal para personas con problemas de sobrepeso, pero asumiendo que las personas que tienen un nivel adecuado en su peso, y no tienen altos índices de grasa, de igual forma no representa ningún problema, nuestro organismo posee reservas de glucosa lo suficiente como para brindar respaldo al proceso metabólico durante 24 horas sin ingerir nada de alimentos, lo importante es mantenerse hidratado.

Ayuno de 48 horas

En este modelo de ayuno ya se debe ir cambiando la idea, de ayuno intermitente a un ayuno prolongado. La realidad es que este es un método un tanto drástico de ayunar con el que se debe tener un especial cuidado, el método es sencillo, asumamos que tu última comida la realizas el lunes a las siete de la tarde, no podrás volver a comer hasta el miércoles a la misma hora.

Es realmente algo incorrecto tratar de iniciar un proceso de ayuno con ideas de perder peso directamente en este modelo, evidentemente si estás en un estado de sobrepeso muy alto no habrá riesgos mayores, nada realmente peligroso te va a suceder, ya que el cuerpo tiene suficiente reservas para mantenerte a salvo, pero la pregunta es ¿para qué quieres hacerlo?

Pude ser testigo de la historia de un caballero al que he

ayudado a superar sus problemas de obesidad, que, tras ser obeso, llegó a vivir una situación económica muy difícil, sin embargo, era algo de lo que se avergonzaba, por ello soportó muchos días enteros de hambre por obligación.

La verdad es que este amigo, que debió vender su coche por problemas económicos, y profundamente concentrado en cómo conseguir alimentos para su esposa y su niña no tenía tiempo para pensar en lo duro del hambre que podía estar sintiendo, cuenta cómo su cuerpo se llenó de vitalidad y aunque en otro tiempo caminar 50 metros era un verdadero reto para él, ahora podía hacer largas caminatas durante horas y resultaba fácil.

Logró perder muchos kilos en muy poco tiempo y realmente fueron muchos, su salud mejoró profundamente y los riesgos de sufrir un infarto bajaron considerablemente. Días antes de dicha crisis estando en medio de los momentos más difíciles de su obesidad una consulta médica a la que había asistido le sirvió como advertencia, ya que de acuerdo al diagnóstico de su médico las probabilidades de un infarto al miocardio era muy alta, así que de alguna forma la crisis salvó su vida.

En realidad, como ya he dicho por regla general no hay riesgos, pero en un estado mental pasivo resultaría verdaderamente frustrante estar durante tanto tiempo sin comer, esto genera un estrés severo y es muy probable que sea fácil caer en la tentación de abandonarlo, por ello no lo recomiendo.

Por otro lado hay que ser conscientes que el ayuno de 48 horas no es un régimen que debas llevar a cabo por muy seguido, de hecho los propósitos de este ayuno son muy claros, hacerlo es justamente para casos que requieren de manera urgente perder peso, es decir, una vez estando practicando otro protocolo puedes llegar a un punto en el que dejas de perder peso, y tu metabolismo requiere un impulso urgente para continuar trabajando, es lo que llamamos muy popularmente "un atracón" esto ocurre básicamente porque los mecanismos homeostáticos del cuerpo hicieron un alto en este proceso y se detuvo la pérdida de grasa a pesar que aún hay grasa por quemar.

Entonces un ayuno de 48 horas es el medio de dar el empujón que el metabolismo requiere, de manera que se pueda activar su trabajo nuevamente y continuar quemando de manera efectiva los excesos de grasa en el organismo.

Sobre el modelo de ayuno de 48 horas algunos sugieren este modelo como una forma resumida de poder realizar el resto de los ayunos, también es conocido como el protocolo 5/2 que consiste en comer durante cinco días en la semana de manera normal y durante dos días se mantendría sin comer.

Aunque es perfectamente válido, a modo de recomendación te sugiero que lo practiques solo como un método de emergencia de manera muy eventual, pero sobre todo en caso de tener altos índices de grasa, es decir es un método solo para obesos, a personas con índices normales de grasa en el organismo no lo recomendaría ya que puede generar reacciones secundarias muy desagradables.

Pero además en casos de obesidad es recomendable que no lo tomes como modelo único, ¿por qué? Aunque perfectamente puedes soportarlo pues cuentas con toda la reserva de energía que se requiere para ello, lo que puede resultar peligroso es no tener un régimen que regule tu alimentación durante el resto de la semana y termines siendo víctima del deseo de comer de forma inadecuada el resto de la semana.

Ya vimos durante todo este capítulo las distintas formas que puedes encontrar para realizar el ayuno intermitente, en este sentido sería un verdadero error decir que alguna es mejor que otro, la reacción y función de cada modelo de ayuno estará determinado por las circunstancias particulares de cada quien.

Sin embargo tienes toda una vida para llevar a cabo estos regímenes de ayuno, pero sobre todo probar, no quiero que mis advertencias sean tomadas como un acto de negatividad, insisto puedes probar y ver cómo reacciona tu cuerpo a cada uno de estos modelos de ayuno preferiblemente bajo estricta observación médica, y una vez observado los resultados, puedes decidir con toda tranquilidad, pero con mucha seguridad si es prudente continuar realizándose ese protocolo o cambias a una manera de las distintas que hablamos en este capítulo.

CUATRO

MITOS SOBRE EL AYUNO INTERMITENTE

¿Cuántas cosas se dicen por todos lados sobre el ayuno intermitente, cuantos detractores sobre todos aquellos que surgen proponiendo aquellas "dietas milagros" procuran hacer aseveraciones radicalmente negativas sobre un proceso que cuenta con el aval que nunca en la historia un modelo alguno de pérdida de peso y mejorar la salud había obtenido por parte de la ciencia?

Ya vimos paso a paso cada uno de los distintos modelos de ayuno intermitente, en capítulos posteriores ampliaré la información sobre esto, pero sobre este asunto es importante que siempre suelen surgir una serie importante de ideas una con tonalidad de lógica, pero otras tantas descabelladas que sin duda hay que tomar un tiempo para desmitificar el ayuno intermitente.

Muchos de esos mitos son consecuencia de situaciones puntuales como por ejemplo el hecho de que sea tan antiguo, y por sorprendente que esto pueda parecer no carece de sentido, es normal que en tiempos pasados por falta de información y fundamentos científicos sólidos hayan surgido algunas hipótesis que como ya dije han podido tener desde algún punto algo de sentido lógico en la propuesta.

Pero esto anterior no resultaría un problema en sí mismo de no ser por el hecho que una mentira que se haya repetido tantas veces termina por convertirse en "verdad" en la mente de algunos, y esto es peor cuando dicha "verdad" es transmitida de manera generacional, ya que termina instaurarse en la psiquis como una barrera difícil de romper.

Un ejemplo de lo que digo es el caso del desayuno, cuántas personas han crecido con la creencia que no desayunar a horas muy tempranas era algo muy dañino, y sobre estas creencias suelen surgir un montón de teorías que en muchos casos quien estudia lo hace favoreciendo su idea preconcebida, y siempre encuentra la manera de dar sentido a lo que no es otra cosas que una barrera que se ha consolidado

Pues sobre eso tengo que decir algo que, aunque pueda resultar odioso para algunos es la verdad, "solemos defender más lo que creemos que lo que sabemos". Justo por esto voy a dedicar todo este capítulo a evaluar los mitos que han venido desarrollándose alrededor del ayuno intermitente, siendo como siempre muy objetiva mostrando cuando lo hubiere las dos caras de la moneda.

El metabolismo se ralentiza

Este es uno de los mitos más comunes que giran en torno al ayuno intermitente, y no sin razón, este mito no surge como producto de algún rumor de alguna idea sin sentido, la verdad es que este cuenta con la cualidad necesaria para convertirse en una verdadera barrera mental para muchas personas.

Dos elementos posee esta creencia popular sobre el ayuno que lo hacen muy fuerte, lo primero es la antigüedad del mito, o sea no es nada nuevo, y lo segundo es el origen de dicha creencia.

Como bien he dicho, esta creencia surge de fundamentos "científicos", de hecho, surge como consecuencia de algunos estudios realizados en laboratorios en los que se analizó la reacción de períodos sin comida sobre ratones, los resultados que estos arrojaron han sido altamente concluyente durante muchos años para aquellos que desconocen los avances modernos en este sentido, pero sobre todo para aquellos que prefieren creerlo para defender su visión personal sobre este asunto.

¿Entonces cuál es la verdad?

Tras años de estudios y avances en la dirección correcta lo que se ha descubierto es algo completamente contrario a esta idea, no solo se ha determinado que el ayuno no ralentiza el metabolismo, por el contrario, la activa,

Pero peor aún muchos de los que tienden a despreciar el ayuno intermitente como un medio para activar el metabolismo, terminan por poner en práctica métodos como la dieta hipocalórica, sin embargo, muchos estudios llevados a cabo en relación a los efectos de la dieta hipocalórica sobre el metabolismo ha logrado determinar que en efecto es la dieta hipocalórica la responsable de ralentizar el metabolismo.

Algunos estudios sobre el efecto del ayuno intermitente llevados a cabo en el año 2007 por Varady and Hellerstein llegaron a conclusiones muy claras en este sentido, la respuesta es clara y objetiva, los resultados arrojaron que la restricción de alimentos en periodos determinados, es decir la incorporación cotidiana de intervalos regulares de ayuno, y además que las horas de comer estén reguladas por los ritmos circadianos favorece la función metabólica del organismo.

De manera que queda totalmente desestimado esta creencia y queda completamente demostrado que, aunque puede haber sido consecuencia de algunos estudios de laboratorio, probar con animales no puede ser nunca concluyente, sino que siempre resultará conclusiones hipotéticas en el caso de varady and Hellerstein partieron normalmente haciendo observaciones en ratones, pero que finalmente fueron probadas con estudios en seres humanos.

El ayuno intermitente ocasiona la quema de músculo

El gran eslabón perdido durante muchos años para los practicantes de algunos ejercicios, sobre todo aquellos cuyo propósito es desarrollar masa muscular, es saber si en realidad al ayunar está poniendo en peligro la integridad de sus músculos.

Sin embargo, las bases de ideas como que el ayuno puede llevarte a perder masa muscular es en realidad poco sólida, de hecho, estas no están realmente sostenidas por ningún estudio serio o medianamente respetable, sino por lo general en suposiciones e hipótesis. Es necesario que acudamos a la ciencia para poder determinar si es cierto o no dicha creencia, es normal aun por estos días ir al gimnasio y encontrar que son muchas las personas que suelen poner especial cuidado al hecho de hacer ejercicio en estado de ayuno.

Esto puede suceder básicamente por ideas erróneas que surgen respecto a qué es un ayuno, y esa mala idea o mala información es la que puede terminar por llevar a asumir ideas como estas.

Pero esto es solo un mito más, no tiene nada de cierto, de acuerdo a estudios que han sido publicados por la new PubMed se puso en observación tres aspectos del ejercicio y la relación del impacto que puede tener el ayuno sobre estos, la evaluación estuvo enfocada en la capacidad anaeróbica, la fuerza, y la resistencia aeróbica, tras un lapso determinado de ayuno se logró llegar a ciertas conclusiones muy importantes en ese sentido.

Por ejemplo, en dicho análisis la resistencia se puso a prueba de manera isocinéticas e isométrica (es decir midiendo la velocidad constante del ejercicio por la cantidad total del movimiento) en áreas como los bíceps, tríceps entre otros.

La capacidad anaerobia fue medida de forma muy parecida en dicho experimento, lo que se hizo realmente fue proponer a las personas que eran objeto del estudio, llevar a cabo 50 contracciones isocinéticas a los flexores de codo (repeticiones constante e iguales en un tiempo determinado).

Lo último por ser evaluado fue la resistencia aeróbica de los individuos, partiendo de informaciones como el tiempo de inicio hasta la fatiga volitiva del participante, durante un ejercicio de cicloergómetro, dicho en otras palabras, se hizo un análisis en medio de la realización del ejercicio de la relación entre el corazón, el sistema respiratorio y el sanguíneo durante el proceso del ejercicio.

Después de hacer todas estas evaluaciones las conclusiones fue una sola, no existe un impacto en la masa muscular, ni en la resistencia o fuerza de un individuo que se encuentre en un estado prolongado de ayuno, considerando esto no queda duda que un régimen de ayunos intermitente, cuya estructura es desde luego mucho más corta que la que ha sido objeto de estudio por parte de este equipo no existe para nada la posibilidad de poner en peligro la integridad de tu masa muscular.

En conclusión, queda totalmente desestimada esta idea, no hay ningún problema con tu composición muscular y el ayuno intermitente, de hecho, existen algunos protocolos como el ayuno Leangains que están diseñados justamente para el desarrollo de masa muscular.

El ayuno baja el azúcar

Esta idea es realmente popular y una de las creencias más poderosas relacionado con el ayuno intermitente, sin embargo, esto tiene algo de verdad si estamos hablando de pacientes de diabetes tipo I, pero además en un punto del horario de ayuno en personas saludable puede suceder, pero no de manera definitiva.

¿Cómo funciona el organismo humano?

Vamos a recordar algo importante, los macronutrientes que aportan energía a nuestro organismo son tres, a saber, las grasas, el azúcar y las proteínas, de estos tres el que resulta más fácil de metabolizar es el segundo es decir azúcar, y la manera en que nuestro organismo la consigue es a través de los carbohidratos.

Eso sucede porque los hidratos de carbono son los más fáciles de metabolizar, por lo tanto, este es el combustible predilecto de nuestro organismo, nuestro sistema metabólico se encarga de enviar parte de dicha azúcar a la sangre para que el organismo lo utilice como medio de obtener energía, pero los excesos de esa azúcar no son desperdiciados, sino que estos son utilizados por el organismo para almacenarlo, de manera que si en algún momento llegase a necesitarlo pueda acceder a él.

Justamente eso que acabo de decir es la razón principal para desvirtuar teorías como esta, ya que lo que sucede cuando en medio de un ayuno el organismo percibe que no hay azúcar (y este momento la supuesta baja de azúcar que muchos alegan) proveniente de los hidratos de carbono, accede de manera inmediata a esas reservas que ha guardado para momentos de emergencia, recuerda que de los excesos que hayan quedado hay glucógeno almacenados a los que el organismo accederá.

¿Qué pasa si bajo también el consumo de carbohidratos?

Hay órganos que necesitan obligatoriamente azúcar para funcionar, por lo tanto, en el caso en que una persona haya decidido disminuir las cantidades de hidratos de carbono, lo ideal será que consuma de manera adecuada proteínas que es el tercer combustible del organismo y es justamente el que este necesita para adquirir el azúcar que requiere para el funcionamiento de esos órganos como el cerebro y el órgano testicular.

El ayuno intermitente te hará engordar

Asegurar que haciendo ayuno intermitente esté propenso a engordar es como decir que comiendo limón vas a endulzarte la boca, esto es un verdadero pero fracasado intento de llevar un proceso como el del ayuno intermitente por un camino completamente a oscuras, aunque no es algo que tenga un fundamento real, es importante tratar de ponerse del otro lado y buscar manera de entender el porqué de esas aseveraciones, para finalmente encontrar el camino correcto a esta idea.

Una idea que se me ocurre que pueden estar usando los exponentes de dicha teoría es asociarlo con una realidad que sucede en otros casos como los efectos que surgen con algunas dietas como el famoso efecto rebote.

Ahora bien, es necesario que hagamos un detallado análisis de lo que es el efecto rebote, la razón por la que sucede y así saber si en realidad es una posibilidad que esto suceda a una persona que ha logrado perder peso con cualquiera de los protocolos del ayuno intermitente.

¿Qué es el efecto rebote?

Aunque ya esto lo habíamos visto de manera muy

somera en otro capítulo esto es lo primero que hay que evaluar un poco más a fondo, el efecto rebote, también conocido como el efecto yo-yo o en algunos casos simplemente "rebote", se trata básicamente de la reacción adversa a un fin determinado o esperado, ¿Qué es lo significa eso? Imagina que te enojas y en medio de tu enojo comienzas a patear todo lo que está a tu alrededor, pero sin darte cuenta le estás dando patadas a una árbol con espinas.

Posiblemente no sientas dolor por el nivel de adrenalina que tienes en ese momento, pero tan pronto todo vuelva a su normalidad, lo seguro es que toda la violencia de tu enojo se convierta en dolor y mucho sufrimiento.

Exactamente eso es el efecto rebote, es recibir exactamente lo contrario de lo que estás esperando, y es justo eso lo que sucede cuando practicas las muy famosas "dietas milagro", es posible que veas los resultados de manera tangible en el momento de llevar a cabo la dieta, pero como cualquier dieta, esta llega a su fin cuando encuentras los resultados que tanto anhelabas, ¿ahora que viene? Es ahí donde aparece el inesperado efecto rebote.

¿Qué ocasiona el efecto rebote?

Por lo general esto es producto de un régimen dietético severo, claro, las dietas de estas características son efectivas para perder peso, ¿pero a costa de qué?, como las dietas milagrosas son realmente casi imposible de sostener por largo tiempo, (o puedes comprometer entre otras cosas tu propia vida) lo normal es que tarde o temprano termines por abandonarla, y en ese punto viene el verdadero resultado, y créeme, no es el esperado.

Tras haber sometido a tu cuerpo a largas jornadas de alimentación incorrecta, uno de los efectos que has logrado es ralentizar el metabolismos, esto es debido a que tu cuerpo a interpretado aquella carencia de nutrientes como algo peligroso, y para protegerse detiene el funcionamiento metabólico para garantizar resguardar hasta la última expresión de calorías que entra a tu organismo, por lo que no optimizará la quema de grasa, sino que la almacenará.

Desde luego que habrá una pérdida de peso, pero esto es debido a que tu cuerpo está perdiendo masa muscular, ya que esta necesita de buenos niveles calóricos para mantenerse y desarrollarse, así que tan pronto veas la báscula descender lo que estás viendo de menos es masa muscular, la grasa está almacenada.

Lo que sucede a continuación es la razón fundamental del efecto rebote, dado el hecho de que nos hemos privado de la comida que tanto nos gusta, lo más seguro es que aparezca la ansiedad y el deseo de comer de manera desmedida y precipitada.

El resultado de todo eso es que como el metabolismo se ha ralentizado, se quema mucho menos calorías de las que consume, lo que provoca que recuperes el exceso de peso que tenías, pero peor aún puedes llegar a tener más del que tenías en tu punto inicial.

Solo resta evaluar con detenimiento el proceso del ayuno intermitente para concluir que esto no es una posibilidad, sobre todo por el hecho que en medio de este programa no estas dejando de lado la ingesta de alimentos ni estás restando excesivamente calorías, solo estás ordenando los horarios de dicha comida.

Pero sobre todo como ha quedado claro, el metabolismo en lugar de ralentizar está entrando en un estado de dinamismo, de manera que pase lo que pase el metabolismo estará en buen funcionamiento así que queda completamente claro que no hay para nada razón alguna para creer que el ayuno desembocará un efecto rebote, por el contrario, es un método que dinamiza cualquier dieta.

Tendrás Hambre, Dolores de Cabeza e Irritación

Es cierto que esto es una posibilidad dentro de este sistema de alimentación, sin duda que esto es consecuencia de un proceso normal de adaptación, pero para nada significa que es una situación perenne dentro de este proceso, sino que es una condición que se superará tarde o temprano.

Sobre este asunto ya he hablado, específicamente en el capítulo II donde mencioné los posibles efectos secundarios, allí quedó completamente documentado todo esto. Decía que justamente este tipo de síntomas suelen aparecer los primeros días, es decir en medio del proceso de adaptación del organismo, durante las horas del ayuno el nivel de la glucosa desciende, esto es lo que puede ocasionar este tipo de síntomas.

Sin embargo, esto es algo que posiblemente desaparecerá rápido, solo en aquellos casos drásticos como personas acostumbradas a comer demasiados carbohidratos, o con regímenes de alimentación verdaderamente desordenados es que está situación podría tardar un poco, pero gracias al aumento del glucagón todo volverá tarde o temprano a la normalidad, de manera que una vez más este mito queda completamente desestimado.

CINCO

EL AYUNO HERRAMIENTA ÚTIL PARA LA SALUD Y PERDER PESO

Hasta este momento hemos hablado de generalidades, y es bastante claro lo que hemos dicho, no es mi deseo ser fundamentalista, ni precipitarme en algunos juicios pues todo evoluciona y lo que hoy es quizás mañana deje de ser, pero podría asegurar que el ayuno intermitente es una de las formas más prácticas de la actualidad de mantener un estado de salud óptimo y una de las mejores maneras que existe, pero además saludable de perder peso.

No sabemos qué sorpresas nos depara el futuro en este sentido y qué descubrimientos puedan darle una vuelta total a la historia, posiblemente haya mecanismos del organismo humano que aún no conozcamos y que además generen mejores resultados que los vistos en la práctica de regímenes como el del ayuno intermitente, sin embargo, por el momento esta es la herramienta que nos brinda en la actualidad la posibilidad de tener mejoras significativas en el campo de la salud.

En este capítulo ya no quiero hablar de manera tan generalizada y así será en el proceso de los siguientes, quiero hablar ahora de temas muy puntuales, quiero que evaluemos con mucha serenidad y calma cada uno de los temas importantes que son los que, convencida estoy, te han traído hasta aquí.

Así que lo que vas a encontrar en este capítulo no se trata de resultados, ahora vamos a hablar de métodos, la manera en que vas a usar el ayuno intermitente, ahora sí, con propósitos muy claros y metas determinadas para perder peso, también pretendo hablar de quién es el que puede aferrarse a este método para perder peso o para otros asuntos, y quién preferiblemente no debe hacerlo.

Perder peso con el ayuno intermitente

Un porcentaje alto pero muy alto de aquellos que se acercan al ayuno intermitente tienen una cosa en mente, "perder peso", y aunque hay más razones para mirar fijamente este tema la verdad es esta, por ello quiero dedicar este espacio a analizar de manera metódica la forma en que vas a lograr este objetivo.

Ya hablamos suficientemente la ciencia detrás de todo esto, para recapitular debo mencionar algunos de los aspectos que ya hemos mencionado antes. Lo que trato de decir, es que ya en otros capítulos entendimos los efectos que hay tras el ayuno intermitente y quienes son los que generan la posibilidad de perder peso.

La primera causa biológica por la cual el cuerpo pierde peso, y mejor aún sin comprometer la masa muscular, es disminuyendo los niveles de glicemia, una vez que esta llega a niveles bajos la reacción inmediata es metabolizar otras fuentes de energía como la grasa.

La otra forma de alcanzar este punto deseado según hemos visto es que tras el ayuno intermitente el organismo mejora la sensibilidad a la insulina, y esto como resultado trae una activación significativa de la lipolisis, promueve la generación de la termogénesis y en consecuencia la quema de grasa en forma de triglicéridos.

Pero para llegar a optimizar todo ese proceso que acabo de mencionar se hace realmente necesario comenzar a estructurar de manera adecuada el uso de este protocolo de alimentación. Es cierto que para activar todo ese mecanismo y favorecer de alguna manera la pérdida de grasa y además el resto de beneficio que trae consigo el ayuno intermitente no necesitas más que seguir los principios propios que ya te he mostrado.

A pesar de todo eso la verdad es que no estamos hablando de personas saludables que quieren mantener dicha salud y por ende buscan una forma de mantenerse bien, estamos hablando de una emergencia, la necesidad que hay y que resulta urgente es perder peso.

Por esta razón en este momento voy a enumerar una serie de acciones y consejos que debes tomar para perder grasa y mejorar de manera rápida tu salud. Obesidad es igual a enfermedad, por esta razón es que no aplaudo las campañas que tratan de hacer ver como discriminación el llamado de atención que se le pueda hacer a una persona que esté padeciendo esta enfermedad.

Sin embargo, aunque no apoyo ni apoyaría jamás una acción discriminatoria en contra de nadie, si creo que es un error decirle a una persona con obesidad que está bien que sea obesa, ¿Qué hay de su salud, ¿qué del peligro de perder su vida, ¿qué pasa con el dolor de las personas que le aman? Entonces es una situación urgente y por eso debes tomar acción hoy mismo, ¿Qué debes hacer? eso lo respondo a continuación.

Consejo # 1: Sé fiel con los biorritmos

La manera principal en que la pérdida de peso se va a convertir en una realidad palpable en tu vida, será tomando control de ella, hay que ser consciente de una cosa, nada de lo que sucede en nuestro interior pasa como producto de la casualidad, todo está perfectamente estructurado, se trate de algo bueno o de algo malo, todo está conectado.

Quizás no hayas escuchado antes acerca de los biorritmos, (posiblemente sí) para poder entender claramente lo que te acabo de decir hay que entender qué son los biorritmos.

Tal y como acabo de indicar nada está aislado, pero no solo dentro de nosotros, sino que todo el proceso de nuestro organismo al igual que en el resto de los seres vivos guarda una estrecha relación con los acontecimientos universales, es decir, todo nuestro proceso interno incluyendo el metabólico está relacionado con los factores, como la temperatura, la iluminación, el clima etc., esto implica que nuestro organismo y cada uno de sus procedimientos está de alguna manera ligados a las horas del día y la noche.

Así que los biorritmos son la regulación que recibe nuestro organismo desde el funcionamiento endocrino, fisiológico, inmunológico, bioquímico, celular, orgánico, etc.,

Lo que quiere decir todo esto es que gracias a los biorritmos nuestro organismo funciona de manera adecuada para llevar a cabo las funciones que promoverán favorablemente la pérdida de peso.

Los biorritmos son los que determinan la funcionalidad de todo el sistema interno de los seres vivos desde siempre, se puede decir qué es el funcionamiento ancestral del ser humano, porque es exactamente como siempre ha funcionado y es como debería funcionar.

Un biorritmo equilibrado funciona de la siguiente manera, a eso de las 5:00 Am el cuerpo recibe una pequeña hipoglucemia, esto por la liberación de una pequeña cantidad de insulina por parte del páncreas, esta es una forma en que nuestro organismo indica al cuerpo que es momento de levantarse.

En los tiempos del paleolítico era normal que a esta hora el ser humano despertará, y en ese momento iniciaba la faena de caza para buscar los alimentos que comería ese día, nótese entonces que no se levantaba para inmediatamente salir a comer.

Debido a ese efecto el hipotálamo libera una serie de hormonas que harán activar el sistema simpático, por lo cual lo correcto en ese momento es activar el cuerpo y no entrar en reposo, lo que le ocurre es que el organismo libera dopamina, adrenalina, noradrenalina, suben las pulsaciones, por esta razón aumenta la frecuencia cardiaca.

Todo eso implica que hay menos sangre a nivel intestinal y aumenta el nivel de sangre en los músculos, pasado este periodo se comienza a liberar testosterona, hormonas T_4 que se convertirán en hormonas T_3 lo que mejora el funcionamiento de la glándula tiroidea, esto es lo que en palabras sencillas activa el metabolismo y es el principal promotor de la autofagia.

Después de este período nuestro ancestro paleolítico pasaba una ventana de alimentación que duraba un aproximado de 6 a 8 horas y tras un espacio de tiempo de descanso el cuerpo entraba en la conocida fase "REM", o sea podía entrar de forma segura en un sueño reparador.

En ese momento de sueño y descanso es que el cuerpo entra en la liberación de melatonina, serotonina, además cuando el sueño es reparador y muy profundo se pone en acción la hormona de crecimiento y la construcción de los músculos. Alrededor de las 3 a 4 de la mañana empieza un trabajo de desintoxicación y el cuerpo comienza a liberar todas esas toxinas que se han acumulado de distintas maneras durante el día.

Todo este proceso que acabo de describir, en una sociedad como las sociedades modernas es casi un imposible, lamentablemente el ritmo de vida que lleva nuestra sociedad rompe en muchos casos con estos principios, dormir tarde, levantarse muy tarde de la cama, comer a cualquier hora, no hacer actividad física durante el día todo ese cúmulo de situaciones ha hecho pedazos nuestros biorritmos.

Hacer un ayuno intermitente sin el respeto adecuado de todos esos procesos no sería correcto, y posiblemente no brinde los resultados esperados, por esto es que se hace completamente necesario que para llevar a cabo un sistema funcional y sin frustraciones en este sentido, debes comenzar a ordenar y favorecer los biorritmos.

Apunta las claves que te daré a continuación, poniendo en práctica estos muy sencillos, pero sumamente importantes consejos estarás logrando el primer paso rumbo a un ayuno eficiente para perder peso.

Clave # 1: Inicia tu día a la hora adecuada

Ese golpe hipo glucémico que recibe el cuerpo a las cinco o seis de la mañana tiene su razón de ser y es una maravilla de la evolución que debemos aprovechar, obviamente ya no hace falta salir a cazar, pero los beneficios que esto otorga desde siempre aún están vigentes no te quedes en la cama por el hecho que no haya para ese momento nada pautado, sal de la cama e inicia tu día.

Clave # 2: Realiza una actividad

Era eso exactamente lo que nuestros ancestros hacían iniciaban su faena de búsqueda y caza, así que sal a hacer una actividad aeróbica incluso anaeróbica no pasa absolutamente nada, todo depende de tus propósitos.

Clave # 3: Espera al menos 3 o 4 horas para la primera comida

No debes desperdiciar todo ese trabajo metabólico que comienza desde que te levantas, dedícate a realizar las primeras actividades antes de comer, si al levantarte lo que haces es comer primero que nada el efecto será contradictorio a los resultados esperados, recuerda que el trabajo de la sangre está concentrado en los músculos y no en el proceso digestivo, por esto si te comes un desayuno tu cuerpo entrará en un estado de sueño o cansancio lo que va a disminuir tu efectividad física y la capacidad de concentración.

Clave # 4: Equilibra tu primera comida

No es correcto que tras todo ese trabajo metabólico que viene desarrollando tu organismo lo cargues con una comida cargada de hidratos de carbono la manera de obligar al cuerpo que siga desarrollando un buen trabajo metabólico, favoreciendo la termogénesis y la autofagia debes brindar como primer comida más proteínas y grasas que carbohidratos.

Clave # 5: Duerme a la hora

Por último, pero no menos importante es el tema del sueño, recuerda cómo te dije todo el trabajo que el cuerpo realiza mientras dormimos, por lo tanto, dormir es realmente importante y necesario para todo este proceso, no solo dormir a la hora sino dormir la cantidad de hora necesarias, por lo menos 6 horas diarias son precisa para considerar que el sueño ha sido reparador.

Consejo # 2: Realizar una dieta balanceada

A pesar de lo que ya dije en capítulos anteriores que no es para nada falso, tampoco deja de ser verdad que para lograr efectos rápidos y contundentes a través del ayuno intermitente otro de los mecanismos que podemos llevar a cabo es ajustar nuestra alimentación de manera que se pueda lograr un efecto de cetosis que es un método favorable para la pérdida de peso.

Pero hay que ver esto con mucho cuidado, no quiero dar paso a fanatismos y extremismos en ningún sentido, quizás estés realizando algún tipo de actividad física, tanto suave como de impacto muscular no se puede ser severo como eliminar de golpe todos los carbohidratos, sin embargo, se puede hacer su disminución parcial y darle oportunidad en los días que estén mezclados con las prácticas físicas bajo ciertas reglas que hablaré luego.

No necesariamente debes hacer una dieta cetogénica a principio, pero tampoco debe ser completamente descartada la posibilidad, pero por el momento puedes iniciar de esa forma, o sea deja los carbohidratos solo para días de entrenamiento.

Para sistematizar el proceso de hacer una dieta balanceada te presento ahora los pasos que debes realizar para llegar a construir el menú adecuado para favorecer los procesos metabólicos del ayuno intermitente sin que represente un riesgo para ti.

Paso # 1: Disminuye la cantidad calórica

Con cuidado de no exagerar, lo más sano es ir paso a paso y sobre todo contar con la asesoría de un experto en nutrición, pero puedes bajar un tanto de 500 calorías diarias a tu dieta, de manera que en una semana será un total de 3500 calorías.

Paso # 2: Crea un buen balance entre los macronutrientes y los micronutrientes

La dieta que vayas a ingerir debe tener una armonía sino perfecta casi perfecta entre estos dos elementos, considera bien lo macronutrientes con que vas a favorecer tu dieta, por ejemplo, ya hemos dicho lo necesario sobre los carbohidratos, sin embargo, hay que tener cuidado con algunos detalles.

La idea es bajar el índice glucémico por lo que seguramente decidas como es normal bajar los carbohidratos, pero un error muy recurrente que suelen cometer algunas personas es la de exagerar el consumo de proteína sobre todo de origen animal para suplir la falta de hidratos de carbono.

¿Qué es lo que puede estar mal?

El problema de hacer eso es que el exceso de proteínas se convierte en azúcar, por lo tanto, no estás logrando completamente el objetivo. Hay que cuidar el equilibrio y preferiblemente comer proteínas con moderación antes de darte un festín atrevido de proteínas.

Por increíble que parezca la recomendación es enfocarte en micronutrientes y en lo posible con carga de grasa saludables como aguacate, frutos secos, entre otros, igualmente, pero recuerda que se trata de un equilibrio debes asegurarte de no inclinar demasiado la balanza a ninguno de los lados.

Paso # 3: Disminuye la carga glucémica

La verdad es que nuestras dietas modernas nos presentan azúcar de mil maneras, sino la conseguimos en la metabolización de los hidratos de carbono, no las ponen en sobres de refrescos en polvo, gaseosas, dulces, el café, y pare usted de contar las mil y un manera en que nos dan esta droga desde el día que nacimos, y este es uno de los retos más grandes de todo este asunto, dejar el azúcar que es el "alimento" que nos han incluido en casi todo lo que consumimos desde que nacemos es un verdadero reto.

· · ·

Una vez más quiero repetir que no es mi intención ser fundamentalista, por eso o estoy diciendo que digas adiós para siempre ni de manera absoluta, vamos a disminuir por un periodo y con propósitos muy claros.

Para lograr llevar a cabo esto lo que debes hacer es evitar los refrescos y gaseosas, olvidar por un tiempo aquellos postres de la pastelería o el café que sueles visitar, evitar las meriendas de donas, pastelillos y cualquier otra presentación.

Las frutas preferiblemente cómelas no la consumas en jugos o zumo (salvo el limón), pero evita aquellas que esté maduras, come más comida cruda (vegetales y hortalizas), etc.

Consejo # 3: haz ejercicios en los momentos correctos

¿Cuál es el horario correcto para hacer ejercicios? Esta pregunta es muy importante, el tiempo de hacer ejercicio es preciso considerarlo basado en los propósitos que tengas. Recuerda que lo primero que el cuerpo hace tras despertar es darte una carga de energía y vigor, tienes un mayor bombeo de sangre a los músculos y aumenta el ritmo cardiaco, no cabe ninguna que es ese período el indicado para realizar cualquier tipo de actividad física, tanto aeróbica como anaeróbica.

Sin embargo, si prefieres hacer otro tipo de actividad en las mañanas puedes perfectamente realizar ejercicios aeróbicos, hora y media o dos horas luego de la primera comida, pero para esto es preferible que hayas dado prioridad a una dieta de grasas y proteínas favoreciendo desde luego la grasa, hacerlo de esta manera te garantizará que podrás seguir dinamizando el metabolismo el resto del día.

Si el ejercicio que vas a realizar es anaeróbico te recomiendo que en la última comida del día anterior hayas incluido algo de carbohidrato en tu menú. Igualmente, si haces ejercicios anaeróbicos y por alguna razón no te resulta posible hacerlo en la mañana puedes dejarlo para la tarde, pero procurando hacerlo al menos una hora y media de tu última comida en la que vas a incluir una pequeña porción de carbohidrato.

¿Quiénes pueden hacer el ayuno intermitente y quienes no deberían hacerlo?

Hablar de ayuno intermitente o de cualquier régimen que incluya cambio de hábitos sobre temas tan delicados como en este caso conlleva una carga de responsabilidad enorme, es por eso que no es para nada fácil dar algún tipo de recomendación a la ligera. Es preciso tener la información lo más amplia posible y corroborar datos desde el punto de vista científico, tal y como has visto en el transcurso de todo lo que he hablado aquí.

Pero no es suficiente lo que se pueda aprender tras una investigación más o menos profunda y seria, soy de las que piensa que lo mejor antes de proponer a otro, es importante hacerlo yo misma, en función de eso no existe un modelo de ayuno intermitente que no haya llevado a cabo para obtener de primera mano los resultados.

Además de todo eso, ver desfilar decenas de personas que les he asesorado y ver resultados es una base muy sólida para estar convencida de lo que te he venido enseñando a lo largo de todo este volumen que disfrutas ahora.

Pero hay algo muy importante y no se debe dejar por fuera, y es que cada caso es muy distinto y pueden haber muchos factores incluidos en el proceso que requieren una especial atención, antes de tomar una decisión como la de llevar a cabo este protocolo de alimentación.

¿Quiénes pueden hacer ayuno intermitente?

En teoría casi cualquier persona puede hacerlo siempre

y cuando cumpla con algunos requisitos puntuales, sin embargo, esta pregunta estará sujeta a ciertos elementos que requieren una especial observación para poder responderla, como es bien sabido toda regla tiene un excepción, y tal como ya mencioné en el pasado, el ayuno intermitente es un régimen de alimentación que pese a las bondades que ya he venido mencionando, hay casos particulares que requieren mucho cuidado.

Inicialmente puedo decir que es apto para todos o casi todos, solo que no en todo momento ni circunstancia, y son justamente estos lo elementos que requieren una especial observación, por ello voy a enumerar varios tips que te ayudarán a despejar esa duda y así saber quiénes pueden y quiénes no deben realizar este ayuno.

Tips # 1: No es apto para niños

Los niños lo que en realidad requieren son hábitos saludables de alimentación, además que estos están en un proceso de desarrollo en el cual el cuerpo requiere de toda una cantidad de nutrientes que les va a permitir tener un crecimiento saludable, por ello la recomendación fundamental es no hacerlo.

- ¡Pero es que mi hijo es obeso! -

Soy completamente consciente que el tema de la obesidad es un tema que ha tocado incluso a nuestros niños y adolescentes, sin embargo, hay que evaluar con objetividad cuáles son las causas de dicha obesidad.

El tema fundamental es que con el ayuno intermitente lo que estamos buscando atacar es problemas relacionados con desorden metabólico, pero los niños y adolescentes requieren de una ingesta adecuada de sus alimentos para un desarrollo adecuado.

Mi recomendación en este caso es que de considerar llevar a cabo el ayuno intermitente en tus niños procura que no sea por más de 12 horas, lo que es casi normal para ellos, pero enfócate más en su dieta y en el sedentarismo, apuntalo a un deporte que resulte atractivo para ellos como la natación, ciclismo u otros.

Tips # 2: No realizarlo mujeres embarazadas

Creo que las razones son muy obvias, muchas de las razones explicadas en el caso anterior pueden perfectamente aplicarse en este punto, hay un bebé en camino que necesita de una buena carga de nutrientes para su desarrollo y mamá es sin duda alguna la fuente de estos.

Sin embargo, no queda solo ahí, algunos estudios han señalado que los ayunos que se prolongan por más de trece horas en las mujeres embarazadas aumenta el riesgo de enfrentar partos prematuros, por lo tanto, mientras esté en estado de embarazo y durante el proceso de lactancia, no llevar a cabo ayuno intermitente es la mejor opción.

Tips # 3: Debes tener el peso ideal

Ya sabemos que hay casos de personas que no requieren perder peso, pero tienen interés de sacar provecho de este sistema en asuntos de salud, y desde luego que es posible, no es obligatorio el asunto del peso, pero hay una regla que no se debe romper y es justamente esta.

Aunque no lo necesites, es posible que el ayuno te lleve a quemar grasa y en consecuencia perder peso, en todo caso lo que habría que hacer en ese punto es mantener una dieta responsable que te ayude a reponer el conteo de calorías que puedes estar disminuyendo producto del ayuno intermitente.

Pero nunca debe hacer un ayuno intermitente o al menos no por ahora, las personas que estén por debajo del peso ideal, si el índice de masa corporal está por debajo de los números de normalidad, es muy probable que ponga en riesgo su salud, y esto es completamente aplicable a personas que tengan específicamente problemas de anorexia, en definitiva, no deben hacerlo mientras esta situación sea parte de su vida.

Esas son las razones principales por las que una persona no debería hacer el ayuno intermitente, hay otras circunstancias particulares que, si bien no se cierra la posibilidad de llevarlo a cabo, no se debe hacer a la ligera y requiere de una especial atención y la aprobación médica.

Uno de los casos a los que me refiero es el caso de las personas con diabetes tanto tipo I como la diabetes tipo II, mientras seas un paciente que está recibiendo medicación son pocas las decisiones que puedes tomar sin antes recibir la orientación de tu médico,

No solo se trata de los pacientes diabéticos, de hecho, esta misma recomendación la prescribo para todos aquellos que por causas diversas están siendo medicados, estos casos siempre requieren de una atención especial.

Otro de los casos que requiere atención especial son aquellos de personas que puedan estar padeciendo de problemas con cantidades elevadas de ácido úrico. Según ya te he explicado el ayuno intermitente puede en algún momento elevar el ácido úrico, esto se debe a un asunto muy claro que ya quedó claro antes, pero es preciso retomar ahora, cuando el cuerpo comienza a limpiarse y desintoxicarse produce radicales libres, esto trae como consecuencia de la liberación de antioxidantes como método de protección, dentro de estos se encuentra justamente el ácido úrico.

No requiere mayor explicación, si tienes alto el ácido úrico, y llevas a cabo una acción que la eleve puedes correr el riesgo de elevarla más aún, así que si tienes en tus planes iniciar un protocolo de ayuno intermitente, pero has notado algunas de las sintomatologías del ácido úrico elevado (dolor en articulaciones como rodillas, tobillos y dedos de los pies). Lo mejor es que alcalinizar tu cuerpo, bien sea con una dieta previa alta en vegetales o consumiendo mucho limón, pero como siempre no descartes la visita al doctor.

Tras esas muy puntuales excepciones la verdad es que el ayuno intermitente está apto para todos, deportistas, estudiantes, trabajadores, amas de casa, etc., la condición fundamental para que lleves a cabo un régimen como el ayuno intermitente, será el deseo de vencer la obesidad y recuperar la salud.

El ayuno intermitente y el envejecimiento

Fue exactamente en el año 2016 que una investigación relacionada con el ayuno intermitente y uno de sus beneficios fue ocasión de un premio nobel de medicina, el estudio que recibió el galardón estuvo a cargo del prestigioso biólogo celular Yoshinori Ohsumi, y el enfoque de dicho trabajo estaba directamente dirigido a un proceso que, aunque había sido descubierto hace varias décadas antes no se conocía del todo hasta ahora.

Me refiero específicamente a la "autofagia" este nombre que proviene del idioma griego significa literalmente "comerse a uno mismo". Este proceso celular de nuestro organismo está directamente relacionado con una de las características principales y de mayor importancia que puede existir en términos de ayuno intermitente como es el tema de la disminución de los efectos del envejecimiento.

¿Puede la autofagia rejuvenecer?

Todo parece indicar que la respuesta es positiva, aunque la idea de "comerse a uno mismo" puede tener connotaciones caníbales, la autofagia es en realidad un proceso en el que nuestras células suelen someterse a ellas mismas a un proceso de reciclaje, el propósito es preservarse de la acumulación de toxinas, moléculas y de algunos orgánulos celulares dañados.

Esto es uno de los medios a través de los que, de acuerdo al estudio del biólogo Yoshinori, favorece los procesos de desarrollo y diferenciación de los tejidos.

Veamos todo este asunto un poco más de cerca para poder ampliar la compresión de ello, el proceso de la autofagia es un mecanismo de defensa celular, en el que nuestro cuerpo busca vías adecuadas para hacer un ahorro eficaz de energía, por lo tanto comienza a eliminar todas aquellas células menos vitales o en su defecto las que se encuentran dañadas o enfermas, de esta manera estimula un proceso conocido como la regeneración celular que es producto de la diferenciación de células madres (capacidad de una célula de cambiar sus características).

Lo que sucede en realidad es que por medio del proceso de autofagia las células se reciclan entre ellas, se regeneran y se dirigen a ocupar puestos nuevos cambiando inclusos las características originales para beneficiar aspectos distintos de todo nuestro organismo, es decir esas células emigran a zonas requeridas y comienzan a dar forma nueva a esas partes de nuestro organismo lo que favorece el rejuvenecimiento.

Todo este proceso puede beneficiar diferentes aspectos de nuestro organismo como nuestro sistema inmunitario, la piel (medio que nos permite visibilizar los efectos de dicho proceso) y las células de la mucosa digestiva, es decir cada aspecto de los procesos vitales de nuestro organismo son profundamente alterados de manera positiva para dar un cambio radical, no solo en el aspecto visible sino en dirección de restaurar sus procesos particulares por lo que le aporta nuevas energías, nuevo sistema de protección contra enfermedades (inmunología) y todos los aspectos que favorecen una vida más saludable y características de rejuvenecimiento.

Queda claro que no se trata de un rumor, la de esta información es tan importante que su propuesta ha llevado a su exponente a disfrutar de uno de los galardones más importantes en el mundo de la medicina, además ha quedado claro que la ruta principal por la que el proceso de autofagia es activado es a través del ayuno, (de hecho, se pueden hacer adaptaciones del ayuno de acuerdo a las características de cada individuo).

Pero para llevar a activar este proceso de manera más rápida y eficaz existen algunos mecanismos o herramientas que podemos utilizar como aliados para activar este proceso, te daré las claves que necesitas para lograrlo.

Clave # 1: Realiza varios ayunos largos al año

Puedes hacer ayunos especiales cada cierto tiempo que sean más largos, está comprobado que estos ayunos aceleran todo el proceso de autofagia, la manera que puedes llevar a cabo este proceso puede ser haciendo un ayuno largo cada trimestre del año, pueden estar entre dos a cinco días de ayuno, pero si lo prefieres y eres aguerrida puedes hacer dos ayunos de diez días al año.

Desde luego que esto no es una decisión que se toma a la ligera, se necesita orientación y ayuda, por lo tanto, si estás dispuesta o dispuesto a aventurarte a un ayuno de esta magnitud lo ideal es que cuentes con asesoría médica.

Clave # 2: Disminuye las calorías

Otra manera muy efectiva de favorecer el organismo y activar este proceso es por medio de la restricción calórica, pero no compliquemos tanto las cosas, no te estoy invitando a hacer una dieta de conteo de calorías, sólo disminuye tus porciones diarias, come menos cantidad queda con algo de hambre y suple esa falta con algún caldo de verduras o abundante agua.

Para lograr hábitos saludables en este sentido quiero darte unas recomendaciones, lo primero es que le des importancia al momento de la comida, no comas mecánicamente lo que pongan en el plato en el caso de no ser tú misma quien decide las porciones, por otro lado, procura no estar distraída con la televisión o el celular, presta atención y se consciente de lo que estás haciendo para que puedas tener cuidado de lo que comes.

Clave # 3: Huye del sedentarismo

Ya hace mucho tiempo es claramente conocido los beneficios que se obtienen a través de la práctica regular de ejercicios, sin embargo, estudios importantes han demostrado porqué es que se dan esos resultados tan positivos. De hecho, a través de un estudio llevado a cabo por las doctoras Beth Levine y Congcong He y que fuera oficialmente publicado el 18 de enero del año 2012 arroja una de las luces más claras sobre este asunto.

Experimentos realizados sobre ratones en laboratorios y que fueron expuestos a jornadas de constante ejercicio y movimiento dejaron como evidencia que una de las formas de inducir la autofagia es a través de la práctica regular de ejercicio. Los resultados de dichos análisis son tan sorprendentes que incluso desde los primeros minutos de ejercicio se comenzaban a ver los cambios celulares.

Por lo tanto, el sedentarismo no es amigo de la autofagia, camina, favorece una bicicleta en lugar de un automóvil, las escaleras antes que el ascensor, ve una hora al gimnasio o simplemente camina una hora por la mañana, lo importante es mantenerte en movimiento.

Clave # 4: Disminuye el consumo de proteínas

Una de las maneras en que puedes calcular las cantidades precisas de proteínas que debes consumir diariamente para favorecer este proceso, es a través de un conteo sencillo, lo ideal sería que consumas un aproximado de o.8 gramos de proteínas diarias por cada kilogramo de peso corporal.

Cuidado en el caso de las personas con sobrepeso, la fórmula se aplica al peso ideal, así que en el caso de esas personas que tienen un peso más elevado del que deberían mi recomendación es que inicialmente puedan determinar cuál es el peso ideal y es en base a ese peso que se hará el cálculo.

Este principio ha sido uno de los más ignorados en este sentido, sobre todo en aquellas dietas que recomiendan la eliminación de los carbohidratos puede haber una tendencia a elevar el consumo de forma indiscriminada de proteínas, sin embargo se ha comprobado que altas cantidades de proteínas es uno de los medios de activar la ruta M-tor, esto está perfecto para otros para otros asuntos como la hipertrofia, sin embargo en el caso de lo que estamos buscando en este momento no es el mejor amigo, de hecho está comprobado que la ruta M-tor anula la autofagia.

Clave # 5: Sácale provecho al frío

Por sorprendente que esto pueda parecer, pero el frío es uno de los medios que activa de manera eficiente el proceso de autofagia, por esta razón es recomendable que dejes el calentador apagado por un momento y disfrutes de una buena ducha fría, disfruta del mar o de caminar por la montaña en esos senderos fríos de la mañana.

Clave # 6: Toma baños de sol

Estoy convencida que todos alguna vez hemos recibido un buen consejo de alguien que nos ha dicho que debemos tomar el sol de la mañana, creo que todos o casi todos sabemos que los rayos de sol que nos regala las mañanas son medios para activar nuestro organismo a que nos haga un aporte significativo de vitamina D.

Eso desde luego es completamente cierto, como es cierto que la vitamina D es un activador de la autofagia, así que además de incluir en tu menú los alimentos cargados de vitamina D lo ideal es que disfrutes cada mañana de un baño de sol, de hecho puedes "cazar dos aves con un disparo" es decir, como sabemos que una de las cosas que debes hacer es mantenerte activo y caminar puedes disfrutar tu baño de sol mientras caminas durante una hora.

Y si estas en invierno no uses sudadera permítete tomar sol, caminar y disfrutar del clima frío (en los niveles adecuados claro está), de manera que puedes sacar el mayor provecho posible y activar la autofagia.

Clave # 7: Duerme lo suficiente

Uno de los factores que se han logrado determinar que influyen en la activación de la autofagia es la presencia de una hormona conocida como la melatonina, conocida también como la hormona del sueño.

Justamente la melatonina es la hormona que está encargada de regular los procesos de sueño y de la vigilia, de manera que es en medio de este proceso que nuestro cuerpo segrega esta importante hormona, por esta razón es importante que crees hábitos saludables de sueño, lo primero es dejar de dormir después de medianoche, desarrolla el hábito de dormir temprano, al menos asegúrate que se antes de las 11:00 Pm.

También debes aprender a desconectarte de los aparatos electrónicos sobre todo de aquellos que emiten luz azul, ya que estos son los culpables de que se inhiba la secreción de esta célula, por lo tanto, no te da sueño y en efecto no hay autofagia, así que, a apagar el móvil temprano y el ordenador, todas las luces apagadas y a dormir temprano a oscuras.

¿Qué impactos positivos tiene en la salud el ayuno intermitente?

Durante todo el recorrido que hemos hecho desde el primer capítulo hasta este momento son muchas las menciones que he hecho sobre el impacto que tiene el ayuno intermitente en la salud, sin embargo, es momento de hacer un análisis sistemático de cada área en la que un régimen de ayuno intermitente tiene impacto.

En el capítulo 2 encontramos una serie de beneficios que se consiguen a través del ayuno intermitente, de hecho, vimos de manera detallada por cada área o aspecto de la condición humana, en el aspecto físico, mental, en la composición corporal, etc., sin embargo, vamos a avanzar en este momento y veamos el impacto que tiene en términos de salud cada uno de los beneficios que ya se habían mencionado antes.

Es probable que hayan algunos aspectos que deje de lado en este punto y eso porque ya en otro momento lo hemos hablado con amplitud, por ejemplo, temas como la diabetes de tipo II, o el Alzheimer, que en efecto he venido mencionando de manera recurrente, sin embargo, hay muchos aspecto que aún no he mencionado y vamos a ver a continuación.

Ayuno intermitente y el corazón

El primer aspecto que quiero considerar en este momento es el tema del ayuno intermitente y su relación con la mejoría en algunas mejoras relacionadas con el corazón.

El auge que el tema del ayuno intermitente ha llevado a

que sea en los últimos años que se preste una especial atención en este sentido sobre este asunto, sin embargo antes de todo este despertar ya muchos estaban interesados en descubrir la relación que podía haber entre el ayuno y la salud del corazón, el detalle estaba en que las personas objetos de observación por lo general estaban vinculados a asuntos religiosos, por lo que otros factores podrían ser los que influenciaran en los resultados, como los hábitos de vida o modelos de alimentación.

Sin embargo, es bastante lo que se ha avanzado en este sentido y todo lo que se ha descubierto en relación al ayuno intermitente y otros modelos de ayuno ha sido suficiente para determinar que en efecto existe una relación estrecha entre la práctica habitual del ayuno y la salud del corazón.

Estudios como los llevados a cabo por investigadores del instituto del corazón del centro médico de intermountain en la ciudad de Utah estados Unidos, en el año 2007 fueron concluyentes en ese sentido, y arrojaron que además de mejorar las condiciones de salud del corazón, también pueden tener influencia especial en enfermedades como la diabetes y los niveles de colesterol de una persona.

La forma de llegar a esa conclusión fue sencilla el estudio se realizó tras el análisis de un grupo de mormones, estos religiosos dentro de su estructura religiosa tienen la obligación de hacer un ayuno de 24 horas cada ciertos domingos del mes, los resultados arrojados de dicho estudio fueron realmente interesantes. Las personas que tienen un modelo de ayuno de manera habitual tienen un 39% menos de probabilidad de desarrollar enfermedades coronarias, que por cierto es una de las principales causas de muerte tanto de hombre como de mujeres.

Salud del hígado gracias al ayuno intermitente

En relación a este tema particular es mucho lo que se ha dicho, de hecho, algunos han asegurado que el ayuno intente puede ocasionar problemas como el hígado graso, ¿es completamente cierto todo esto? Es ahí donde debemos detenernos por un segundo y evaluar cuán cierto es toda esa información.

Contrario a lo que muchos han dicho, las evidencias corroboran que la verdad es otra, no solo que no ocasiona esta patología, sino que ayuda a mejorar, incluso a prevenirla, ejemplo de esto que digo está basado en estudios realizados por algunos investigadores alemanes, que tras estudios muy cuidadosos y exhaustivos han logrado determinar que el ayuno intermitente activa la producción de cierta proteínas que aporta beneficios en la eliminación de condiciones como el hígado graso.

El estudio estuvo enfocado fundamentalmente en el descubrimiento de una molécula que redujera la absorción de tejido graso por parte del hígado, de manera que tras observar la actividad genética de las células hepáticas que son producidas por la práctica recurrente del ayuno intermitente, pudieron notar que proteínas como la "Gadd45 beta" (promovidas por el ayuno) tiene un efecto favorable para mejorar condiciones como la del hígado graso ya que justamente reduce la absorción de tejido graso por este órgano.

No cabe ninguna duda, a medida que practicas el ayuno intermitente se va desarrollando la producción de la proteína Gadd45 beta y en consecuencia vas mejorando esa condición, así que queda demostrado que el ayuno intermitente es una de las mejores maneras de mejorar la condición del hígado graso.

Salud articular gracias al ayuno intermitente

Las articulaciones pueden ser víctima de dolor por

varias causas, por ejemplo, los problemas de artritis, sin embargo, no es un secreto para nadie que la tensión ocasionada por la obesidad es una de las causa principales de problemas en las articulaciones.

No todo problema de las articulaciones es causado solo por obesidad, pero sí es probable que todo obeso presente en algún punto de su obesidad problemas articulares.

Ya hemos visto de forma clara cómo es que el ayuno intermitente es un medio o mecanismo eficaz para la pérdida de peso, y más aún si se consideran con mucho cuidado los principios que hemos visto al principio de este capítulo, se puede decir que esto es un efecto secundario del ayuno intermitente, pero no por eso deja de ser un efecto producto del mismo. Es preciso comenzar a perder peso, y comenzar a perderlo desde ya, de esta forma te estarás brindando la oportunidad de tener una mejor calidad de vida al superar situaciones como los problemas articulares.

¿Puede el ayuno prevenir o curar el cáncer?

Pudiera ser un poco apresurado afirmarlo, sin embargo, no es un tema que se ha dejado de lado, las investigaciones avanzan de manera extraordinarias en esa dirección y los resultados que hasta este momento tenemos traen al parecer buenas noticias,

Uno de los más prestigiosos biólogos de nacionalidad italoamericano Valter Longo, es quien ha puesto mayor empeño en tratar de concretar cuál es la relación que puede tener el ayuno con la mejora en algunas patologías y ha realizado hasta el momento una buena cantidad de estudios e investigaciones que tratan de determinar si existe la posibilidad de encontrar relación el ayuno intermitente con una mejoría en pacientes con cáncer.

En este sentido el biólogo Longo y su equipo de trabajo de la universidad del sur de California Estados Unidos, llevaron a cabo un interesante estudio en una pequeña comunidad de Ecuador que tiene una característica muy peculiar, los habitantes de esta pequeña ciudad suramericana sufren del conocido "síndrome de laron miguelito" que en términos sencillos no les permite crecer.

Sin embargo, algo que ha llamado mucho la atención de este pequeño pueblo es que los niveles de cáncer en sus habitantes son casi cero, esto ha llevado a muchos a realizar estudios e investigaciones serias para determinar la razón.

Los resultados obtenidos por los análisis llevados a cabo por el equipo de trabajo de Valter Longo han arrojado informaciones interesantes, como por ejemplo se logró determinar que la causa principal de la inmunidad de este pueblo contra el cáncer estaba relacionada a la poca actividad de la hormona del crecimiento.

Otros de los hallazgos que se lograron encontrar en las investigaciones realizadas a los habitantes de Loja es que estos contenían unos niveles de insulina muy bajo, además muy baja resistencia a los principales factores de crecimiento insulínicos, esto explica la razón por la que existe también una alta ausencia de diabetes.

El reto para este equipo de investigadores era poder replicar las causas de salud en este sentido de los habitantes de Loja en el resto de las personas, y de acuerdo a las conclusiones del doctor longo, el secreto está en privar a las células de sus nutrientes, y esto es algo que se logra con el ayuno intermitente, de hecho algunos experimentos que se han hecho en laboratorios con ratones han demostrado que un proceso de ayuno antes de la quimioterapia ayudaba a reducir los efectos secundarios de esta.

Quizás hay mucho camino por recorrer, pero sin duda alguna que lo que los hallazgos nos dicen hasta ahora es que estamos cerca de encontrar los resultados que muchos están esperando, sin embargo, lo que hasta ahora tenemos es suficiente para saber que ayunar es mucho el beneficio que aporta a los pacientes con cáncer de modo que está bien incluirlo como método terapéutico.

Algunos trucos sobre el ayuno y el hambre

Es cierto que para algunos ayunar puede no resultar algo agradable ni mucho menos divertido, y esto casi que en la totalidad de las personas está motivado por el hambre, por esta razón son muchas las personas que les cuesta trabajo avanzar en dirección de llevar a cabo un régimen de ayuno intermitente.

Sin embargo, hay ciertos secretos que se pueden considerar y tomar en cuenta a la hora de llevar a cabo un régimen de ayuno intermitente, a fin de poder sacar el mejor provecho y no desistir de estos por causa del hambre.

Lo primero que se debe tener en cuenta es estar preparado, como ya he mencionado antes intentar iniciar sin tener al menos un pequeño lapso de preparación puede ser un muy enorme error, tomate un par de semanas antes de hacerlo y asegúrate de ir preparándote para ello.

Por ejemplo, comienza a reducir las proporciones de alimento en cada de comida, sáltate una comida a cualquier día, esto hasta que vayas controlando los niveles de ansiedad.

De igual manera cuando estés en los días previos al ayuno comienza a crear una hidratación adecuada de tu cuerpo, por ejemplo, dos días antes del ayuno comienza a incrementar el consumo de agua, y cuando ya estés a un día toma un vaso de agua cada hora, una buena hidratación te ayudará a mantener vitalidad y no decaer de manera fácil ante el ayuno.

Tomar caldo con una buena carga de nutrientes durante el ayuno no te hará perder los efectos y te ayudará a tener ánimo, además que te ayudará a evitar posibles efectos secundarios como mareos o dolores de cabeza y sobre todo los dolores generados por el hambre.

Queda corroborado que el ayuno intermitente no es una moda de momento sino que se trata de una de las mejores herramientas que puedas utilizar tanto para perder peso como para mejorar muchos aspectos de salud, realizarlo no requiere de cualidades especiales ni características únicas, puedes hacerlo, si como ya he dicho tus condiciones físicas y algunas pocas particularidades analizadas en este capítulo te lo permiten, es momento de avanzar al siguiente capítulo para seguir descubriendo detalles importantes sobre todo este tema.

SEIS

PREGUNTAS FRECUENTES SOBRE EL AYUNO INTERMITENTE

Bienvenido al capítulo seis, ya hemos visto de manera muy objetiva todo lo que se refiere al ayuno intermitente, desde lo más básico a lo más avanzado, te he mostrado la estructura y toda la ciencia que se esconde detrás de esta práctica, y cómo es que llevarla a cabo puede causar un impacto profundo en tu estado de salud.

A pesar de todo esto, siempre surgen preguntas muy puntuales en la mente de las personas, por eso quiero dedicar este capítulo a despejar esas posibles preguntas que pueden estar rondando tu mente, seguramente ya algunas han sido despejadas algunas de estas dudas, pero creo pertinente enumerarlas para poder tener un acceso directo a ellas para momentos posterior al estudio de todo este contenido.

¿Es saludable el ayuno intermitente?

El enfoque principal que se ha dado a todo el asunto del ayuno intermitente está relacionado fundamentalmente en los aportes y beneficios que este régimen le otorga a la salud, se ha demostrado claramente que practicar de manera continua el ayuno intermitente es una de las formas avaladas por la ciencia de mejorar la condición de salud en muchos aspectos, según hemos visto puede aportar enormes beneficios en la salud mental, en los procesos metabólicos y hormonales.

El ayuno intermitente ayuda a mantener un buen nivel de insulina por lo que favorece los niveles de azúcar, beneficia la presión arterial y otros síntomas relacionados con estos, las excepciones a esto están fijadas

¿Debo descansar del ayuno?

Todo va a depender del tipo de ayuno que decidas seguir, el modelo 16/8 de igual forma el ayuno 12/12 son métodos de ayunos que puedes usar adoptar como estilo de vida, es que de hecho en otros tiempos cuando el ritmo de vida era menos acelerado que en los últimos años era completamente normal ayunar 12 o 16 horas, solo en caso de que por recomendación de algún nutricionista debas hacer una serie de comida por razones particulares, no hay ningún problema con hacerlo de forma constante.

Si por el contrario prácticas ayuno de 24 o 48 lo mejor es que lo practiques de forma esporádica y no lo hagas de manera tan continua, el ayuno de 48 puedes hacerlo unas 4 veces por año mientras que el de 24 puedes llevarlo a cabo de manera semanal o mensual.

¡Ayuda, Tengo un ataque de hambre extrema!, ¿qué puedo hacer?

Es muy probable que no haya habido la preparación adecuada, lo mejor es prevenir y la forma de hacerlo está reflejada en el capítulo cinco página 45.

En todo caso si ya estás en el ayuno y te encuentras con un episodio de este tipo, existen algunos trucos, puedes tomar alguna infusión asegurándote que no tenga azúcar, puede ser café, té, incluso puedes apoyarte de un caldo ligero que te ayude a subir los niveles de energía e hidratación, siempre mucha agua para evitar estos atracones de hambre,

¿Qué debo comer cuando no estoy en ayunas?

Nuevamente se trata de una respuesta que estará sujeta a tus razones, la idea es evaluar para qué estás ayunando, si el propósito es perder peso lo recomendable seria que tengas un cuidado en la dieta que vas a escoger, pero en todo caso siempre es bueno favorecer la disminución de carbohidratos.

Pero si haces deportes que incluyan ejercicios anaeróbicos lo ideal es que en las comidas previas al entrenamiento incluyas algo de carbohidrato no sería bueno abandonarlo del todo.

En caso de que no estés tan preocupado por estos asuntos tu rutina alimenticia sigue normal, pero siempre te recomiendo que tengas una especial atención a tu alimentación, menos carbohidratos, pocas proteínas y muchas verduras y vegetales.

¿Debo seguir ayunando si estoy cerca de mi peso ideal?

Tanto como un deber desde luego que no, pero sí una posibilidad, desde luego que, si has estado usando métodos de ayuno de impacto para perder peso como el ayuno 24 horas o el 48, en realidad no haría falta para seguir perdiendo peso, sin embargo, protocolos como el 16/8 o el 12/12 puedes perfectamente continuar realizándolo sin ningún problema.

Solo cuando si tu peso llega a descender por debajo del peso ideal, lo recomendable sería sin duda alguna que detengas el ayuno.

¿Está bien hacer ejercicio mientras hago el ayuno?

No solo está bien en algunos casos es incluso necesario, desde luego siempre es bueno estar bajo un buen equilibrio, los excesos de cualquier cosa no está para nada bien, ¿mi recomendación? Haz máximo cuatro días de ejercicios y descansa dos, puedes alternar los días, no es bueno sobrecargar al cuerpo de estrés por lo tanto combina actividad física con buenos periodos de descanso, tu cuerpo estará muy agradecido.

¿Puedo tener un día de "comida trampa" o un "cheat meal"?

Siempre es bueno darse un break ya que es una forma de drenar la carga de impacto que puede tener los cambios de hábitos que se han hecho, sin embargo, hacer una comida trampa estará determinado por los propósitos con los que estás ayunando. Si estás en los principios del ayuno y tu índice de grasa corporal aún es muy elevado la verdad es que no es recomendable que lo hagas ya que vas a echar para atrás cualquier posible progreso, pero si has avanzado y estas a más de la mitad de tu propósito no hay problemas siempre y cuando seas lo más equilibrado posible.

¿Hay algún suplemento que pueda tomar para aumentar la eficacia de mi ayuno?

No quisiera ser muy drástica con esto, pero debo ser muy sincera, existen algunos suplementos que necesitarás en casos especiales, no necesariamente para aumentar la eficacia del ayuno, tal es el caso de cápsulas de magnesio están recomendadas para algunos casos como el aumento de los niveles de ácido úrico, aunque hay otras maneras de alcalinizar el cuerpo.

Pero si se trata de multivitamínicos, y suplementos fit la

respuesta es no, siempre será preferible favorecer la dieta, la mayoría de lo que vas a encontrar normalmente en el mercado se trata solo de un buen marketing más que un buen aporte, así que lo que necesitas para que tu ayuno sea más eficaz lo vas a encontrar en ejercicios y una dieta adecuada.

¿Será difícil para mí comenzar el ayuno intermitente si estoy acostumbrado a picar o comer cada pocas horas?

No será difícil siempre y cuando pases por un proceso de preparación, el proceso de ayuno va a ser difícil siempre y cuando no tengas un proceso adecuado de preparación, por lo tanto lo primero que debes hacer antes de un ayuno intermitente es dejar el al hábito de picar a cada momento, por otro lado disminuir las comidas repetidas es un paso importante, cuando el inicies el ayuno dejará de ser necesario que hagas régimen de pocas comidas en el día (si es que lo haces por algún modelo aprendido o consejo).

¿Tendré que contar calorías para perder peso con el ayuno?

Existen varias maneras de apoyar el ayuno intermitente para perder peso, y desde luego que hacer un conteo calórico es una posibilidad, pero eso será relativo porque hay modelos de alimentación en los que cierto aporte calórico será necesario, ¿Qué significa eso? Lo ideal será disminuir la glucosa por lo que puedes jugar con hacer bajos de carbohidratos, pero elevar el consumo de grasas.

Desde luego que habrá mayor cantidad de calorías, pero el propósito (que podría ser la cetosis) lo está cumpliendo, por ello es recomendable que cuentes con la asesoría de un nutriólogo que pueda evaluar tu caso particular.

¿Cuánto tiempo puedo esperar para experimentar los beneficios?

Si hablamos de los beneficios de salud los resultados sucederían casi inmediatamente. Investigaciones han demostrado que bastaría con alargar tu ayuno al menos a 14 horas para que inicie el proceso de autofagia en tu organismo, por lo tanto, los beneficios asociados a la autofagia los comenzarás a percibir en muy poco tiempo.

Si se trata de perder peso, desde luego qué ver resultados tardará un poco más, pero insisto, tardará en ver resultado no en recibir beneficios. Lo importante siempre será tener el nivel de conciencia claro de lo que está sucediendo dentro de ti y fijar pequeños objetivos que motiven avanzar hasta la meta final que te hayas propuesto, no permitas que el simple hecho de no ver tan rápido los resultados que esperas sea motivo de renunciar.

¿Es seguro para mí el ayuno intermitente si me estoy sometiendo a un tratamiento contra el cáncer?

Siempre que haya medicación será recomendable acudir a un médico y solicitar su asesoría antes de iniciar ayunos. Pero hablando de evidencias científicas se ha demostrado de acuerdo a estudios que ya mencioné anteriormente en la que los resultados parecen evidenciar que llevar a cabo ayunos antes del tratamiento de quimioterapia puede ayudar a amortiguar los efectos de dicho tratamiento.

Las evidencias parecieran estar gritando que no hay problema de ayunar en estos casos, pero dejemos siempre que la última palabra la tenga el médico de cabecera.

¿Los niños pueden ayunar?

No es correcto, de hecho en el capítulo 5 ya dejamos claro este asunto, los niños están en un proceso de desarrollo por lo tanto requieren de todo su proceso de alimentación de manera normal, todos los nutrientes para su desarrollo y buen crecimiento, por otro lado hay que recordar que uno de los efectos del ayuno intermitente es ralentizar la hormona de crecimiento lo cual sería completamente desfavorable, lo mismo lo aplicamos al caso de mujeres embarazadas y lactantes, es preferible terminar todo este proceso para luego ayunar.

¿Perderé músculo si practicó el ayuno intermitente a largo plazo?

Perder músculo es una posibilidad si has bajado los niveles de grasa por debajo de tu peso ideal, sin embargo, en casos normales no es nada de lo que haya que preocuparse, en el capítulo 4 quedó demostrado basado en estudios importantes que no hay ningún tipo de impacto negativo en el ámbito muscular mientras se ayuna.

Pero más que eso, si se le saca mayor provecho al tema de los biorritmos (cuya regulación es posible gracias al ayuno intermitente) puedes favorecer la formación de masa muscular, recuerda que en la mañana entre las seis y diez de la mañana el cuerpo bombea mayor cantidad de sangre a los músculos y en menor cantidad a los procesos digestivos, por lo tanto, si en lugar de comer temprano te dedicas a trabajar tus músculos los desarrollarás eficazmente.

¿El ayuno me hará almacenar grasa?

No, definitivamente no, el ayuno intermitente es un mecanismo que ayuda a desarrollar un proceso biológico llamado lipolisis, esto es la metabolización de los tejidos grasos para liberarlos en forma de energía, es la energía que el cuerpo aplica cuando se detiene la ingesta de glucosa, además, si sumamos a eso los procesos de modelos de dieta como la dieta cetogénica, sería la fórmula perfecta para lograr esos objetivos, de manera que un régimen como el de ayuno intermitente junto a dieta cetogénica es una de las maneras más eficaces de despedirte de esa grasa que está demás.

¿El agua de limón romperá mi ayuno?

Lo que te hará perder el ayuno intermitente en realidad será una gran cantidad de caloría (más de 50), y es por ende lo que se debe cuidar a la hora de decidir consumir cualquier cosa durante el ayuno, de resto no habrá ningún problema. Dicho eso queda entonces claro que un poco de limón con el agua no representa ningún problema ya que esta es la fruta con menos calorías.

Cien gramos de limón apenas tiene 29 calorías por lo tanto una cucharadita de zumo de limón en tu agua no es ningún problema, al contrario, puede resultar beneficioso para alcalinizarse en los casos de registrar un poco de alta en el ácido úrico.

¿Cómo mantengo mis resultados una vez que alcanzo mi peso ideal?

A diferencia de las dietas extremas en las que expones tu cuerpo a situaciones severas y que terminan por ralentizar el organismo, el ayuno intermitente activa los procesos metabólicos, así que saber eso es una ventaja para lograr este objetivo, puedes seguir con el ayuno intermitente (mientras estés en tu peso), también puedes mantener los hábitos alimenticios adecuados.

Recuerda que la obesidad no es consecuencia de otra cosa más que de problemas asociados a la mala alimentación, por esto debes ser consciente que, aunque hayas llegado a tu peso, mantenerte en ese rango será producto de tus nuevos hábitos alimenticios, fuera de los hábitos de salud que puedes haber adquirido, como hacer algo de ejercicios, caminar, hacer ayunos de 24 de manera eventual, etc.

¿Cómo trato con el hambre mental y la fatiga mientras estoy ayunando?

Es una perfecta posibilidad, por lo general la obesidad es una condición que está en la mente y desde luego que la mente va a poner algo de resistencia, de acuerdo a algunas evaluaciones, aquellos que ayunan por causas religiosas tienen un margen de éxito muy alto y se ha llegado a la conclusión que esto es debido a la estructura de pensamiento que están aplicando, es decir los motivos religiosos como la creencia de estar recibiendo el bien esperado, y la conexión mental con sus propósitos.

Quizás eres de los que ayuna por causas de salud y no religiosas sin embargo la experiencia puede servir para extraer algunos principios perfectamente aplicables. Estar en un proceso de meditación durante el ayuno puede ser un mecanismo para mantener a raya pensamientos relacionados con comida y hambre.

Efectos como la fatiga y cansancio suelen ser completamente normales, es un proceso de adaptación del organismo de manera que este desaparecerá.

¿Tengo que dejar de comer con amigos para seguir con mi ayuno intermitente?

El ayuno intermitente es un proceso de salud tanto física como emocional por lo tanto es completamente un error que abandones tu vida social por estar ayunando, claramente tu vida ha dado un cambio significativo, pero esto no quiere decir que no puedas hacer los ajustes necesarios para que durante la ventana en la que puedes comer salgas a socializar con tus amigos.

¿Es el ayuno intermitente una solución de pérdida de grasa a largo plazo?

Esto no es algo que se pueda responder basado solo en

el hecho del ayuno, en realidad se trata de tu enfoque, recuerda que tus prioridades son las que marcarán el nivel de avance que tendrás durante un ayuno intermitente, si apoyas tu ayuno con una dieta como la cetogénica, o haces conteos de calorías sin duda que el proceso se hará más corto, pero si agregas a esto rutinas de ejercicios será más rápido aun, todo dependerá de ti y del empeño que pongas en ello.

Tienes en tus manos las respuestas a las preguntas que frecuentemente suelen hacerse algunas personas cuando piensan en ayuno intermitente, espero haber cubierto todas las inquietudes que pudo haber en tu mente, recuerda que esto es solo un compendio de todo lo que está en el desarrollo del libro con citas y afirmaciones científicas de lo que está aquí expuesto, así que si solo te saltaste a este capítulo por una respuesta puntual y deseas profundizar más en este asunto te recomiendo darte un paseo por todo el libro

SIETE

PROTOCOLOS DEL AYUNO INTERMITENTE

Este capítulo quiero dedicarlo de manera directa a explicar los pasos que se deben tomar en cuenta justo antes de iniciar el ayuno intermitente, todo lo demás que concierne al ayuno ha quedado completamente claro, he respondido cualquier inquietud que pueda surgir en relación al ayuno intermitente, y desde luego vimos de forma muy objetiva las razones que lo convierten en la mejor opción que puedas tener al alcance en este momento puntual de la historia de la humanidad, para lograr perder peso de manera saludable, pero además optimizar tu estado de salud.

Respecto al ayuno como acción vimos que serían fundamentalmente cinco los protocolos de ayuno intermitente que hemos evaluado y que por cierto serían los que en la medida de lo personal suelo recomendar y que han sido objeto de nuestro estudio en este libro.

Estoy hablando del ayuno 12/12, el modelo 16/8, ayuno 20/4, el de 24 y 48 horas respectivamente, según hemos evaluado detenidamente antes, consiste en una ventana de abstinencia alimenticia, y una ventana en la que se puede comer de manera normal, dependiendo fundamentalmente del modelo elegido, sobre este asunto he sido suficientemente explícita en el capítulo tres.

¿Pero cuáles son los pasos previos, el paso a paso para llevar a cabo cada uno de estos?

Justamente de eso quiero hablarte en este momento, vamos a ver el protocolo que hay que seguir para poder llevar a cabo cada uno de estos modelos de ayuno intermitente.

Empieza comiendo alimentos reales y grasas saludables en cada comida

¿Quieres buenos y rápidos resultados? entonces necesitas aplicar acciones correctas, si bien es cierto que con el solo ayuno intermitente veras beneficios en el aspecto de la salud, pero si lo que quieres es cambiar tu vida y convertirte en una persona saludable, perder la obesidad, y cambiar para siempre debes transformar muchos ámbitos de tu vida.

Antes de iniciar el protocolo de tu preferencia lo primero que debes llevar a cabo es un ajuste adecuado a tu alimentación, recuerda que somos el resultado de lo que comemos, por lo tanto, si tu condición de salud es consecuencia bien sea directa o indirecta de tu modo de alimentación, el primer aspecto que debes cambiar es ese.

¿Cuál es la alimentación adecuada para iniciar un protocolo de ayuno intermitente?

Cada uno de los ayunos debe tener una rigurosidad en ese sentido, pero en todos se aplica el mismo principio, lo profundo o suave de ello lo decidirá en definitiva el protocolo que vayas a seguir, pero en regla general estos son los consejos que debes seguir.

Consejo # 1: Dile adiós a los procesados

Los alimentos procesados no son para nada de beneficio para el organismo, y menos aún para perder peso, ¿esto por qué? En primer lugar, porque los alimentos procesados por regla general son de poco aporte nutricional, una vez que los alimentos sufren toda cantidad de cambio han perdido enormemente su calidad.

Muchos poseen grandes cantidades de azúcar lo que contradice el propósito del ayuno, opta por alimentos integrales y lo más naturales posibles, las bebidas y gaseosas son un completo veneno, fuera de la lista del mercado, come frutas, verduras, procura los carbohidratos naturales antes que los carbohidratos procesados, en pocas palabras comida real, comida de verdad.

Consejo # 2: Consume grasas saludables

Una de las maneras que podrás ayudar a todo el proceso metabólico para que use como medio de energía la grasa, será dándole dosis de grasa a la vez que disminuyes la glucosa, pero además en los días previos a tu ayuno te servirá para que al bajar el conteo calórico y disminuir las porciones que vas a comer, la grasa te ayude a generar una sensación de saciedad.

Desde luego debes considerar las grasas naturales y saludables tales como el aguacate, aceite de coco o MCT, las proteínas altas en grasas como las provenientes de pescados tales como el salmón, el bagre, sardinas entre otros, los frutos secos y sus derivados naturales, nunca procesados.

Consejo # 3: Fíjate metas y objetivos

La mejor manera de no andar a la deriva improvisando con cada uno de los pasos que te di anteriormente, es crear una estructura motivacional que incluya metas claras y objetivos específicos, de esa manera te evitas el problema de estar avanzando y retrocediendo, sino que vayas en línea recta hacia tu propósito.

Te pondré un ejemplo:

- **Meta:** Iniciar ayuno intermitente en cuatro semanas
- **Objetivo # 1:** Disminuir progresivamente dulces y gaseosas la primera semana, a finalizar la semana no habrá más azúcar en mi menú
- **Objetivo # 2:** Cambiar la mitad de los carbohidratos por vegetales la segunda semana
- **Objetivo # 3:** Comer carbohidratos solo días de entrenamiento a partir de la tercera semana
- **Objetivo # 4:** tener horas establecidas para mi ayuno la semana cuatro

De esa manera no vas a correr el peligro de tambalear, se trata de evitar estar un día comiendo carbohidratos y otro día no, hoy dejas la gaseosa, mañana la vuelves a tomar, la idea es crear un alto nivel de disciplina desde el día que te lo has propuesto hasta que inicies el ayuno.

Deja de picar entre horas

Este es un hábito muy normal en nuestros tiempos, toda la estructura de mercadotecnia moderna se ha enfocado en el mundo de la comida para ofrecer un sinfín de propuestas "deliciosas" para pasar el día, pero este no es el mayor problema, la situación realmente preocupante es el nivel de productos de picar o snacks "light, o saludables" que están disponibles que se prestan para que el consumidor crea que en realidad no se está haciendo daño, aunque muchas veces el daño resulta ser peor.

A veces esto no es necesario, muchos tienen la tendencia de darse paseos continuos por la cocina, o la cafetería, etc., esto no es para nada saludable, no está demás alguna vez darse pequeños premios (hablando en sentido general no respecto al ayuno) pero crear de esto un hábito es una forma muy práctica de lanzar nuestra vida por un rumbo hacia las enfermedades. Para lograrlo sigue los siguientes pasos.

Paso # 1: Divide tus comidas

No es para nada una recomendación que debas llevar de manera obligatoria con el ayuno intermitente, solo debes mirarlo de manera aislada como fórmula para abandonar el hábito de picar entre comidas, ya que picar representa un extra, en lugar de agregar un extra solo divide tu comida, de manera que cuando llegue el ataque de ansiedad culmines con el plato que iniciaste en tu comida anterior.

Paso # 2: Cambia la porción intermedia, pero continúa con la inicial

Es fácil, tras iniciar con la división de la comida asume la primera mitad que te has comido en la comida principal como tu nueva cantidad de comida, y la segunda, es decir la que habías guardado para el momento de ansiedad cámbiala, en lugar de comer prepara un caldo de verduras y tenlo listo y usa eso como snack, también puedes comer una pequeña porción de ensalada.

Paso # 3: Abandona la porción intermedia y ajusta la principal

Al llegar a este punto es momento de hacer un ajuste a tu comida inicial, asegurarte que cuenta con los nutrientes suficientes para no estar descompensado, pero es momento de decir adiós a la presencia de cualquier expresión de comida intermedia, es momento del buen hábito.

Sáltate una comida al día

En medio de todo el plan elaborado en este capítulo una estrategia muy práctica es retarte a ti mismo a cada vez dar pasos más significativos, los verdaderos cambios ocurren cuando el individuo está determinado por llegar cada vez más lejos de lo que ha caminado de manera sencilla, así que atrévete a un día decir –hoy no cenaré– te garantizo que estarás sorprendido al ver lo lejos que puedes llegar.

Aplica la regla de una hora

¿Has escuchado alguna vez la regla de una hora? Es una regla sencilla que de acuerdo a encuestas se ha determinado que un número muy alto de las personas exitosas en la vida practicaron y aún practican.

¿En qué consiste la regla de una hora?

Tom Corley un planificador financiero explica en su libro "los niños ricos" que la manera de lograr ser exitoso en lo que se emprende es aplicando una sencilla fórmula, no pasan más de una hora de ocio al día, pero dedican una hora a una actividad productiva. Muchos millonarios y gente de éxito como Elon Musk o Bill Gate aseguran haber practicado este principio.

Aplicarlo a tu vida es un medio para mantenerte centrado en lo que estamos haciendo, toma una hora para ejercitarte, o para practicar la meditación, sácale partido sobre todo en dirección de la alimentación y una vida saludable.

Sáltate dos comidas consecutivas dos o tres veces a la semana

tal como en el caso que hablamos inicialmente sobre saltarte una, ahora es momento de creer y confiar más en ti, acelera tus resultados y disfruta de ver logrado tus sueños, pero eso lo vas a hacer exigiéndote cada vez más y más a ti mismo, puedes iniciar haciéndolo una vez por semana, más tarde puedes llevarlo a dos veces, es muy probable que tras ese esfuerzo sea momento de atreverte a probar un ayuno de 24 horas, hasta el punto en que lo vayas convirtiendo en hábitos en tu vida.

Todos estos pasos que te he mencionado son suficiente

para desarrollar la capacidad de llegar al ayuno de 48 horas, tal como te he dicho antes, dales un respiro a tus células y permite a tu organismo realizar limpiezas y desoxidaciones amplias cada cierto tiempo, es decir es momento de ayunar por 24 horas.

OCHO

DIETA CETOGÉNICA

Durante el transcurso de todo este libro he mencionado en varias oportunidades la posibilidad de sacar mayor provecho al ayuno intermitente a través de otros mecanismos, uno de los que mencioné fue practicar rutinas de ejercicios, también mencioné que uno de los métodos más eficaces era practicarlo con algo de dieta específicamente la dieta cetogénica, quiero contarte un poco de que se trata.

Pero antes quiero dejar claro, no es una obligación y mucho menos pensar que de no hacer la dieta cetogénica junto con ayuno intermitente no verás resultados, pero la verdad es que si quieres mayor efectividad y ver resultados cuanto antes pues esto es para ti.

¿Qué es la dieta cetogénica?

Esto es un protocolo de alimentación cuya estructura fundamental está basada en la eliminación casi en su totalidad de los hidratos de carbono, la intención es promover un mecanismo metabólico conocido como la cetosis.

La estructura de alimentación de la dieta cetogénica propone además de la supresión de los hidratos de carbono (el consumo se limita a una muy baja cantidad de tan solo

20 g al día) favoreciendo el consumo elevado de alimentos con alto contenido de grasas saludables como el aceite de oliva, aceite de coco, MCT, grasa vegetales como las encontradas en frutos secos o aguacate, y la grasa animal como manteca de cerdo o grasa de pato

La cetosis cumple el efecto que se encuentra en el ayuno intermitente respecto a la forma en que nuestro organismo se surte de combustible para generar energía, la cetosis es consecuencia directa de la lipolisis, ese mecanismo de quemas de grasas como reserva de energía que sucede cuando el organismo se encuentra sin suficientes glucosas producto de la ausencia de carbohidratos.

Un estudio llevado a cabo por Joaquín Pérez Guisado, del Departamento de Genética de la Universidad de Córdoba en España, y que fuera publicado el 26 de octubre de 2008 reveló el impacto saludable que posee la dieta cetogénica, en este estudio se tomó como muestra humana para el desarrollo de la investigación un total de 31 personas, distribuidas en 22 hombres y 19 mujeres con marcadores de grasa corporal por encima de los índices de normalidad, es decir niveles de obesidad.

Estas personas fueron sometidas por un período de 12 semanas a un régimen de dieta cetogénica, donde la fuente principal de grasa fue el aceite de oliva, los carbohidratos los recibieron a través de verduras verdes y vegetales, mientras que las proteínas solo fue pescado.

Los resultados fueron los siguientes: el peso corporal de los estudiados sufrió una disminución muy marcada, la presión arterial estaba en los índices adecuados en cada uno de los pacientes, en término general los resultados fueron favorables.

El trabajo de investigación concluye asegurando que la dieta cetogénica es no solo segura, sino que además es completamente saludable, útil para la disminución de la presión arterial y mejorar los niveles de glucosa en la sangre.

Ayuno intermitente y dieta cetogénica

¿Acaso existe algún beneficio de practicar ayuno intermitente y dieta cetogénica? – ¡Pero desde luego! – bien sea que estés practicando un régimen de dieta cetogénica o en su defecto estés realzando el ayuno intermitente siempre será favorable poder hacer un equipo de estos dos protocolos.

La dieta cetogénica es un activador por excelencia de estado de cetosis, muchos nutricionistas le dan un valor inigualable al ayuno intermitente y cetosis, casi todos concuerdan que no hay mejor manera de perder grasa corporal.

Pero para ampliar un poco más sobre los resultados que puedes obtener a través de la dieta cetogénica y que han sido comprobados por medio de estudios como los del doctor Joaquín Pérez, quisiera hacerte una breve lista de los beneficios directo que le otorgará a tu cuerpo la dieta cetogénica.

- Gracias a su alto contenido de grasas saludables genera una sensación de saciedad disminuyendo el apetito
- Disminución significativa de la grasa corporal y visceral
- Menor probabilidad de sufrir enfermedades relacionadas al corazón
- Pérdida de peso
- Menor riesgo de sufrir diabetes I y II

Son apenas unas de las ventajas que se encuentran al practicar dieta cetogénica, pero solo basta con recordar la lista enorme de ventajas para la salud que representa el ayuno intermitente y que son reforzadas por la dieta cetogénica, para saber la suma real de todos los efectos positivos que representa para la salud llevar a cabo un régimen de dieta cetogénica.

Puedes considerar todo lo que hasta este momento te he dicho respecto a la dieta cetogénica como un simple abrebocas, pero para saber mucho más sobre este asunto y descubrir todo lo que necesitas saber sobre dieta cetogénica te invito a leer "Dieta Cetogénica para principiante" en Amazon.

Para entender cómo se come en una dieta cetogénica quiero dejarte como regalo un pequeño listado con 20 recetas incluyendo un paso a paso en cada una de ellas de platos muy fáciles de preparar para disfrutar de la gastronomía cetogénica.

20 recetas deliciosas de la cocina cetogénica

En este apartado te dejaré una serie de ricas, pero muy sencillas preparaciones de la dieta cetogénica, que convencida que serán una muy fácil manera de adentrarte en el mundo de la cocina y desde los principios Cetogénicos.

Desayunos

Omelette de zucchini estilo cetogénico

Ingredientes:

- Tres huevos.
- Dos cucharadas de mantequilla
- Media taza de cebolla en cuadritos pequeños
- Sal y pimienta al gusto
- Queso cheddar opcional
- Una taza de pulpa de calabacín sin semilla

Preparación:

Mezclar en un tazón todos los ingredientes, derretir la mantequilla en una sartén a fuego medio, adicionar la mezcla a fuego medio durante dos minutos y medio, por un lado, luego se voltea y se dora por el otro lado y está listo para servir, puedes acompañar de rebanadas de pan keto.

Brusquetas en salsa de atún

Ingredientes:

- 50 g de atún cocido y desmenuzado
- tres huevo
- Media cucharada de zumo de limón
- Pepinillos agrios
- Una taza de aceite de oliva
- 5 rodajas de pan keto tostadas
- Una lata de atún en aceite o agua
- Sal y pimienta al gusto.

Preparación:

En esta receta la mayonesa será artesanal, el primer paso será separar la clara de las yemas de los huevos, agregar la clara en la licuadora y batir a velocidad media, al tener una textura espesa añadir el zumo de limón, sal y pimienta, una vez listo cortar el pepinillo pequeño y anexar a la mayonesa junto con el atún, colocar una cucharada de aderezo sobre la rebanada del pan y servir.

Tortilla francesa

Ingredientes:

- 6 huevos
- Cebollín
- Dos cuatro cucharadas de mantequilla

- 4 rebanadas de queso tipo suizo
- Sal y pimienta al gusto
- 4 rebanadas de jamón cocido

Preparación:

En un cuenco batir los huevos y agregar la sal a tu gusto, agregar dos cucharadas de mantequilla dentro de una sartén a medio fuego, vas a agregar la mitad de la mezcla y debes cocinar a fuego lento durante un minuto, antes que se cocine e la parte superior debes colocar dos lonjas de jamón y dos de queso sobre la tortilla lo doblas en forma de media luna, coloca una tapa y cocina por un minuto más, repetir la misma operación con el resto de los ingredientes.

Omelette de chorizo
Ingredientes:

- 3 Huevos
- Dos chorizos
- Sal y pimienta
- ½ cebolla
- Aceite de oliva

Preparación:

Cortar los chorizos de forma irregular, batir los huevos y anexar la cebolla, aparte saltea los chorizos en abundante mantequilla a fuego lento, agrega la mezcla de los huevos en una sartén a fuego medio y colocar encima los trozos de chorizos, tapar y cocinar a fuego lento con una tapa por tres minutos, luego volteas y dejas un tres minutos más.

Panacota de vainilla cetogénico

Ingredientes:

* 3 cucharaditas de gelatina en polvo sin sabor
* 0,4 ml de extracto de vainilla
* 4 g de eritritol
* ¾ litro de crema para batir
* Un ramito de menta
* 3 cucharadas de semilla de granada

Preparación:

El primer paso es disolver cada cucharada de gelatina en la misma cantidad de agua fría (preferiblemente sigue las instrucciones de la caja), por otro lado, hervir la crema para batir partiendo de fuego lento hasta encontrar el punto de ebullición esto junto al extracto de vainilla y el eritritol, no parar de remover hasta que espese, al espesar retira del fuego y agregar la gelatina y remover hasta que esté bien disuelta, servir en copas y dejar enfriar para luego colocar en la heladera.

Almuerzos
Envoltini de pollo estilo keto
Ingredientes:

* 1 filete de pechuga de pollo.
* Una lonja de jamón.
* Una lonja de queso.
* Dos tiras de bacón
* Aceite de oliva virgen extra
* 1 diente de ajo

Preparación:

Abrir la pechuga estilo filete al grosor de ½ cm, salpimentar y aliñar con el ajo bien pisado, luego colocas un tanto de mantequilla, jamón y queso en el interior y enrollas, una vez enrollado lo envuelves en tocineta y colocas en una bandeja de hornear, debes tener el horno precalentado a 200°C hornear durante 20 minutos y a disfrutar.

Ajada de salmón estilo cetogénico
Ingredientes:

- Un filete del lomo del lomo de salmón de 110g
- Dos dientes de ajo
- Perejil
- 25 g de Mantequilla
- Sal y pimienta al gusto
- Un chorrito de aceite de oliva

Preparación:

Sazonar el pescado con sal y pimienta, si lo prefiere con un chorrito de zumo de limón, sellar por ambos lados al sartén con aceite de oliva a una temperatura de 180° aproximadamente, una vez sellado agregar la mantequilla y el ajo triturado junto al pescado sin dejar que este dore, cocinar durante 30 segundos a fuego medio y apagar, el perejil se agrega al momento de servir.

Lomo de cerdo con queso azul
Ingredientes:

- Una taza de crema de batir
- Un filete de lomo de cerdo de 90 g
- 15 g de queso azul tipo roquefort

* Mantequilla
* Sal y pimienta al gusto

Preparación:

Sellar el lomo por ambos lados con mantequilla hasta que esté bien cocido, mientras tanto y a fuego suave cocinar el queso azul con una cucharadita de mantequilla, cuando esté disuelta agregar la crema y seguir moviendo. Una vez esté bien integrado el queso con la crema servir la chuleta en el plato y glasear con la salsa de queso azul.

Albóndigas a la italiana
Ingredientes:

* 60 g de carne de cerdo molida
* 60 g de carne de res molida
* 6 tomates bien maduros
* Ajo en polvo
* Una cebolla grande
* Orégano
* Albahaca fresca
* 25 g de harina de almendra

Preparación:

Mezclar la carne de cerdo y la carne de res, picar muy pequeño media cebolla (puedes pasarla por procesador o licuarla con un poco de aceite de oliva si lo prefieres) para agregarlo a la mezcla de carne, condimentar con ajo molido, el orégano cortado muy menudo, harina de almendra, sal y pimienta, mezclar bien y hacer bolitas buen tamaño, la siguiente tarea es colocarlas en una bandeja y meter al horno precalentado a 190° por 20 minutos.

En una olla aparte con una cantidad muy generosa de aceite de oliva y a fuego medio sofreír cebolla con ajo, agregar los tomates sin la piel cortados groseramente y cocinar muy lentamente hasta que se haga una salsa, sazonar con sal y pimienta orégano y albahaca, una vez salidas del horno las albóndigas se integran a la salsa.

Robalo en salsa frutti di mare
Ingredientes:

- 100 g de lomo de robalo
- 45 g de mariscos mixtos cetogénicos
- 1 taza de crema de leche
- ½ cebolla finamente picada
- Dos dientes de ajo.
- Una cucharada de mantequilla
- Una ramita de albahaca
- Una copa de vino blanco

Preparación:
Salpimentar el pescado y sazonar con limón, en una sartén a buena temperatura sellar el lomo por ambos lados una vez sellado reservar, en la misma sartén derretir la mantequilla con la cebolla y el ajo, saltear los mariscos hasta que hayan soltado todos sus líquidos y agregar la copita de vino blanco, cocinar a fuego medio hasta evaporar y luego agregas la crema y la albahaca, corregir la sal y pimienta, introducir el pescado en la salsa y cocinar a fuego lento por 2 o 3 minutos más, servir con los mariscos sobre el pescado.

Meriendas cetogénicas
Palitos de vegetales con aderezo

Ingredientes:

- 30 g de apio cortado en bastones
- 30 g de calabacín en bastones (sin semilla)
- 50 g de zanahoria en bastones
- 40 g de mayonesa
- Una ramita de cebollín
- Media cucharadita de mostaza de Dijon

Preparación:

Prepara un aderezo con la mayonesa, el cebollín y la mostaza de Dijon, si lo prefieres puedes agregar aceitunas o alcaparras cortaditos bien pequeños, untar los palitos de vegetales Cetogénicos con la mayonesa y a comer.

Galletas de coco cetogénicas

Ingredientes:

- 3 cucharadas crema de leche
- Stevia en polvo
- 120 g de coco rallado
- 1 cucharadita esencia de vainilla
- 3 cucharadas cacao
- 4 huevos

Preparación:

En un cuenco preferiblemente de metal mezclar todos los ingredientes hasta que haya una pasta homogénea si lo prefieres puedes usar la amasadora, engrasar y enharinar una bandeja para hornear, agregar cucharadas grandes de la mezcla y aplastar en forma de galleta, hornear con una temperatura previa a 190° por 10 a 15 minutos.

Chicharrón de cerdo

Ingredientes:

- 250 g de piel de cerdo
- 5 g de bicarbonato de sodio
- Aceite de oliva
- 1 manojo de hierbas frescas
- Sal al gusto

Preparación:

Poner la piel con agua una noche anterior junto a la sal, el bicarbonato y los vegetales, al el resto del procedimiento es freír en abundante aceite hasta que esté bien crocante.

Snack de queso crocante
Ingredientes:

- 200 g de queso parmesano rallado
- Pimienta de cayena
- Mantequilla en spray
- Paprika

Preparación:

Incorporar la pimienta de cayena y la paprika al queso, aparte calentar una sartén antiadherente a fuego medio alto, rociar mantequilla en spray y colocar montañitas de dos cucharadas de queso y abrir sin regarla tanto, al dorar y compactar se voltean hasta que doren por el otro lado.

Crema fría de yogur y pepino
Ingredientes:

- Un Yogurt Griego
- 2 Pepinos grande sin piel ni semilla
- Una ramita de cebollín
- Una taza de aceite de oliva
- Dos dientes de ajo
- 1 cda de vinagre de manzana
- Pimienta y sal al gusto
- Menta fresca (opcional)

Preparación:

Lavar y pelar los pepinos, trocear para luego poner en el vaso de la batidora. Igualmente se debe trocear el diente de ajo, el cebollín agregamos sal al gusto, vinagre, pimienta negra, y por último el aceite de oliva y la menta, se procesa todo con la batidora y la licuadora junto con el yogur griego hasta lograr una textura consistente sin grumos, y se coloca en la heladera toda la noche.

Asegúrate de servir bien fría si lo prefieres agrega hielo, y decora con una hojita de menta y pepinos, solo ten cuidado de no aguar la crema con el hielo.

Cenas y abrebocas

Brochetas de chorizo y champiñones al carbón

Ingredientes:

- 4 chorizos
- 1 bandejita de champiñones frescos
- 1 cebolla

- Orégano seco molido
- Salsa de soya
- Aceite de oliva
- Sal y pimienta

Preparación:

Hacer pequeños botones de chorizo, lavar muy bien los champiñones y cortar a la mitad, insertar en los pinchos de bambú o de metal el chorizo, cebolla, y champiñón y azar sobre la parrilla, en una pequeña taza mezclar la salsa de soya, el aceite de oliva y las hierbas, luego con una brocha de cocina pintar las brochetas a cada vuelta, repetir esto hasta que las brochetas estén bien cocidas.

Taza de frutas mixtas cetogénica
Ingredientes:

- 1 taza de mora
- 1 taza de fresas cortadas a la mitad
- Mix de frutos secos
- 1 cucharadita de trocitos de coco
- 1 taza de crema para batir
- Stevia en polvo

Preparación:

El primer paso es la endulzar la crema con la seria y batir esta hasta que esté blanda y suave, sirve en tazas la mezcla de frutas cetogénicas, frutos secos y la crema endulzada y disfruta un rico, ligero y muy fácil de preparar postre cetogénico.

• • •

Canoas de portobello al pescador
Ingredientes:

- 7 champiñones portobello
- 125 g de mariscos keto
- Cebollín fresco
- Una taza de crema
- ½ cebolla
- Una copita de vino blanco
- mantequilla
- Sal y pimienta
- Una taza de parmesano rallado

Preparación:

Calentar una sartén con dos cucharadas de mantequilla y rehogar la cebolla, al transparentar agregar los mariscos y saltear, cuando esté secando agregas la copa de vino y dejas evaporar, finalmente agregas la crema y dejas cocinar a fuego lento hasta que espese, finalmente colocar una cucharada de marisco a cada uno de los champiñones y espolvorear con parmesano, hornear a 150° por 20 minutos o hasta que el champiñón se torne suave.

Aguacates rellenos con huevo y salmón
Ingredientes:

- Un aguacate de buen tamaño
- Dos huevos
- Eneldo
- Sal
- Láminas de salmón ahumado
- Pimienta

Preparación:

Quitar la piel del aguacate y cortar a la mitad, dentro de estos se introducen láminas de salmón colocar en el aguacate procurando que tome la forma del hoyo, sobre el salmón agregar el huevo crudo y llevar por 10 minutos al horno precalentado a 190°.

Tortilla caprese
Ingredientes:

- 5 huevos
- Queso mozzarella
- Una taza de tomates cherry
- Albahaca fresca
- Sal y pimienta al gusto
- Una cucharada de mantequilla

Preparación:

Batir los huevos y luego añadir todos los ingredientes, y salpimentar, una sartén antiadherente derretir la mantequilla y agregar la tortilla, dejar dorar bien por ambos lados y retirar del fuego, una vez que haya dorado por ambos lados cortar a manera de pizza.

CONCLUSIÓN

Al iniciar toda esta aventura llamada "Ayuno intermitente para principiante" es posible que hayas llegado con una interrogante en tu cabeza: ¿qué es ayuno intermitente? hemos dado un enorme recorrido despejando cualquier duda de las que hayan ocupado tu mente quizás por muy largo tiempo, pero tras descubrir todo lo que he tenido el placer de presentarte y demostrarte con hechos reales y comprobables, respecto a una disciplina tan antigua como la humanidad misma quisiera preguntar, ¿por qué no hacer ayuno intermitente?

¿Es que hay una razón objetiva desde la óptica científica para no empezar a cambiar el rumbo que llevaba tu vida?

Desde el principio ha quedado claro que el ayuno intermitente no se trata de solo un método, sino del método fundamental, viéndolo desde luego desde un ángulo totalmente equilibrado para mejorar tu salud, las estadísticas arrojadas por los motores de búsquedas más importante del mundo del internet señalan el incremento que en los últimos años ha tenido la frase ayuno intermitente, y créeme esto no sucede por obra de la pura casualidad.

Aunque los avances en relación al ayuno intermitente vienen dando pasos desde hace mucho tiempo, a partir del año 2016 muchos (incluyendo los más críticos y escépticos del ayuno intermitente) se han sentido en la obligación y casi que en la necesidad de bajar un poco los prejuicios y voltear su mirada al campo del ayuno.

Y eso no en vano, así como no en vano se haya otorgado un reconocimiento como el que se ha entregado por estudios relacionados directamente con el tema del ayuno.

Por ello tienes en cada espacio de este volumen un análisis de los tema que guardan relación con el ayuno, la idea fundamental de todo el estudio es demostrar que no se trata de una dieta de moda y que seguramente pronto dejará de ser escuchada, al contrario, hoy mismo cientos de biólogos, médicos, científicos y grandes estudiosos en el campo de la medicina están trabajando de manera ardua e incansable por dar pasos cada vez más grande en el tema del ayuno intermitente.

Es que definitivamente no todo está dicho, quizás no se haya dicho ni siquiera la mitad de todo lo que se requiere saber y descubrir sobre el ayuno intermitente, aunque mucho tenemos en nuestras manos para saber lo increíblemente ventajoso para la salud del este régimen, aún falta mucho por andar.

El cáncer por ejemplo está en espera de lo que digo, pero no significa que se esté en pañales respecto a temas tan importantes como ese, solo que estoy convencida que pronto pero muy pronto los nuevos hallazgos que muchos y muchas estamos esperando serán revelados tal como confió.

Pero no puedes sentarte a esperar que hayan nuevos resultados, insisto, la ciencia nos ha dado bastante, así que fíjate en las distintas maneras que puedes ayunar y pon mano a la obra, recuerda que un camino de mil millas inicia con el primer paso, ¿ayuno 12/ 12, 16/8? El que quieras, pero empieza cuanto antes, por ti, por los que te aman, por tus sueños, por lo que te falta por vivir, no necesitas condenar tu vida a una vida triste llena de dolencias, inflamación, cáncer, diabetes, obesidad, o morir antes de tiempo por problemas con la presión arterial.

Detractores desde luego que siempre los habrá, pero la mejor manera de convencerte es probando por ti mismo, no es preciso escuchar cada uno de los mitos que por las causas que sean se han tejido alrededor de esto, segura estoy que muchos de los que han hablado quizás por ignorancia toda la cantidad de sinsentido que algunos hablan sobre el ayuno, están hoy por hoy disfrutando de los beneficios del ayuno intermitente.

En todo caso el volumen que tienes hoy en tus manos contiene una guía bien amplia y detallada de preguntas y respuesta que te van a ayudar a desmitificar el ayuno y que de hecho te servirá como guía cuando haya algún tema que puedas haber olvidado.

Respondiendo la pregunta inicial quiero resaltarlo para finalizar. "no hay razón" para no iniciar ya el proceso de transformación de tu salud, tu cuerpo, tu visión de la vida, en conclusión, la vida misma, haz los ajustes que necesites, conversa con tu médico o tu nutricionista si así lo requieres, desde luego no lo tomes a la ligera y prepárate tanto mental como físicamente, y ahora si saca toda la información de "Ayuno intermitente para principiantes" y transforma tu vida.

www.ingramcontent.com/pod-product-compliance
Lightning Source LLC
Chambersburg PA
CBHW072054150726

47999CB00005B/1772